Anya Stössel

BEWUSST(ER)LEBEN!

Und alle machen mit!

für Merlin

Herausgeber:
Merlin-Versand
naaranya@hotmail.com

Satz und Layout:
Jan Udo Holey
Umschlaggestaltung:
Amadeus Holey

ISBN: 978-3-00-072385-8

INHALTSVERZEICHNIS

VORWORT

Immer mehr Menschen sehnen sich heute danach, bewusster zu leben, wissen aber oft gar nicht so richtig, wie sie das anstellen sollen. In diesem Buch finden Sie zahlreiche Anregungen, Tipps und Ideen, die Ihnen dabei helfen können, Ihr eigenes Leben in dem ein oder anderen Bereich etwas bewusster zu gestalten. Und wenn wir erst einmal damit angefangen haben, bewusster zu leben, sind wir gleichzeitig auch zufriedener und glücklicher mit uns selbst und unserem Leben.

Ich möchte meine Leser um Verzeihung bitten, dass es so lange gedauert hat, bis ich nun endlich dazu gekommen bin, dieses bereits vor vielen, vielen Jahren angekündigte Buch zu schreiben. Ich fand mich damals völlig unerwartet in der Situation wieder, plötzlich alleinerziehende Mutter zu sein, und war sehr damit beschäftigt, genug Geld zu verdienen, um meinem Sohn und mir weiterhin ein angenehmes Leben zu ermöglichen. Neben dem Buchversand und dem Korrigieren von Büchern blieb mir daher nicht viel Zeit, wieder ein eigenes Buch zu schreiben. Da ich meinen Sohn von Anfang an selbst erzogen habe und er weder im Kindergarten war noch irgendwelche Babysitter hatte und auch später nie eine Schule besucht hat, sondern ich mich stattdessen selbst um seine Ausbildung gekümmert habe, nahm diese Art der Erziehung sehr viel meiner Zeit in Anspruch. Neben Babyschwimmen, „Musikgarten"-Kursen, Trampolinverein und verschiedensten Spielgruppen blieb einfach nicht genug Zeit und Energie, um wieder ein neues Buch zu schreiben. Hinzu kommt, dass ich dann eines schönen Tages auch noch mit meinem Sohn nach Asien in ein tropisches Land ausgewandert bin, was auch wieder eine Menge Zeit und Energie in Anspruch nahm, um sich an all das Neue zu gewöhnen und sich in einer völlig anderen Kultur zurechtzufinden und einzuleben. Erst jetzt ist er in dem Alter, in dem er nachvollziehen kann, dass man seine Ruhe braucht, um ein Buch zu schreiben, sodass ich nun endlich wieder zum Schreiben gekommen bin.

Zwar hatte ich die Idee für dieses Buch schon vor vielen Jahren, das Wissen, das darin vermittelt wird, habe ich allerdings größtenteils erst in den letzten zehn Jahren gewonnen, in denen ich sehr viel dazulernen durfte, sodass ich persönlich davon überzeugt bin, dass dieses Buch genau jetzt zur genau richtigen Zeit das Licht der Welt erblickt.

Ich möchte betonen, dass alle Tipps und Ratschläge, die in diesem Buch enthalten sind, auf persönlichen Erlebnissen und meinen eigenen Erfahrungen beruhen und dass ich natürlich keinerlei Verantwortung dafür übernehmen kann, wenn Sie sich dazu entschließen, irgendetwas davon selbst auszuprobieren. Ich bin kein Experte auf den jeweiligen Gebieten, möchte hier aber gerne das, was ich darüber gelernt habe, mit Ihnen teilen.

Die einzelnen Kapitel bauen nicht aufeinander auf und können im Grunde in jeder beliebigen Reihenfolge gelesen werden, auch wenn ich Ihnen empfehle, sie der Reihe nach zu lesen. Es mag von Vorteil sein, sich beim Lesen Zeit zu lassen und nicht mehr als ein Kapitel pro Tag zu lesen, sodass man die Informationen in Ruhe auf sich einwirken lassen und sich auf jedes Thema richtig einlassen kann und auch beobachten kann, was einem die eigene Intuition dazu sagt.

Meine geliebte Oma war schon über siebzig Jahre alt, als sie eines Tages zu mir sagte: *„Weißt Du, Kind, egal wie alt man auch wird, innen drin fühlt es sich immer an wie wenn man 14 ist...“*, und je älter ich werde, desto mehr stelle ich fest, dass ich ihr da absolut zustimmen kann. Mein Opa pflegte des Öfteren zu sagen: *„Nach dem Tod muss es irgendwie weitergehen, schließlich lernen wir bis zur letzten Minute.“* Diese beiden Aussagen sind mir immer in Erinnerung geblieben und haben mein Leben sehr geprägt, und ich werde wohl mein Leben lang stets dieses innere Kind in mir spüren, das immer weiter lernen will.

Kinder lernen in ihren ersten Lebensjahren auf eine einzige Art und Weise: Sie beobachten und versuchen das nachzumachen, was sie lernen wollen. Im Grunde ändert sich das ein ganzes Leben lang nicht. Auch als Erwachsene sehen wir, wie irgendjemand irgendetwas macht, und wenn wir denken, dass das eine gute Sache ist, dann versuchen wir, es ihm gleichzutun. Wenn wir wollen, dass die Dinge auf Erden besser werden und die Menschen auf diesem Planeten bewusster leben und das Leben bewusst erleben, dann gibt es im Grunde nur einen Weg, um das zu erreichen: Wir müssen den anderen vorleben, wie es geht, und mit gutem Beispiel vorangehen! Wenn ein Mensch sieht, dass ein anderer glücklich ist, dann fragt er sich, was dessen Geheimnis ist und wie er das macht, schließlich will jeder Mensch gerne glücklich sein.

Es ist wie mit unseren Kindern: Wir können ihnen tausendmal sagen, was sie dürfen oder nicht und was sie tun sollen oder nicht, im Endeffekt schauen sie doch nur, was wir selbst tun, und machen dann all das nach, was ihnen erstrebenswert erscheint.

Lassen Sie uns also jeder für sich und alle gemeinsam unser Bestes geben, um den Menschen, die uns umgeben, zu zeigen, wie man mit ein bisschen Einsatz sehr viel glücklicher leben kann. Und alle machen mit!

Es war mir eine grenzenlose Freude, dieses Buch zu schreiben, und ich wünsche mir sehr, dass es Ihnen ebenso viel Freude beim Lesen bereitet und dass dieses Buch Sie und viele weitere Menschen dazu inspiriert, auf die ein oder andere Art und Weise bewusster zu leben! Viel Spaß dabei!

Achte auf Deine Gedanken, denn sie werden Worte.
Achte auf Deine Worte, denn sie werden Handlungen.
Achte auf Deine Handlungen, denn sie werden Gewohnheiten.
Achte auf Deine Gewohnheiten, denn sie werden Dein Charakter.
Achte auf Deinen Charakter, denn er wird Dein Schicksal.

(Talmud)

EINLEITUNG

Es ist schon viele Jahre her - es ereignete sich vor mittlerweile mehr als 25 Jahren -, dass ein guter Freund von mir, meine Freunde und ich nannten ihn damals Fridi Apfelkern, sich die Zeit nahm, mit mir zu teilen, was er über Ernährung gelernt hatte.

Er hatte damit aufgehört, die Körper von toten Tieren zu essen und hatte beschlossen, fortan Vegetarier zu sein. Er erklärte mir in dieser Nacht für viele Stunden, was er gelernt hatte und was der Konsum von Tierleichen für Auswirkungen hat - Folgen für die Gesundheit, für die Gesellschaft, für die Umwelt und für den ganzen Planeten. Er nahm sich die ganze Nacht Zeit, mir die einzelnen Aspekte zu erklären, und als er damit fertig war, blieb mir nichts anderes übrig als mir einzugestehen, dass er mit all seinen Erörterungen Recht hatte. Ich hatte noch nie über dieses Thema nachgedacht und einfach mein Leben lang das gemacht, was ich zu Hause und von der Gesellschaft gelernt hatte. Ich hatte das getan, was alle anderen auch taten, ohne jemals zu hinterfragen, ob es das Richtige ist, ob es sinnvoll ist, ob es gut ist und liebevoll und ob ich genauso handeln würde, wenn ich mir einmal die Zeit nehmen würde, innezuhalten und einmal gründlich darüber nachzudenken.

Ich beschloss, das Neugelernte in die Tat umzusetzen und fortan Vegetarier zu sein. Zu jener Zeit war das Bewusstsein in Deutschland für eine vegetarische Ernährung gleich Null, und die meisten Menschen dachten, dass man stirbt, wenn man auf die Dauer kein Fleisch ist. Gott sei Dank hat sich hier in den letzten Jahrzehnten einiges getan, und inzwischen ist den meisten Menschen bewusst, dass es gesünder ist, vegetarisch zu leben. Meine geliebte Oma hat immer gesagt: *„Wenn ich die Tiere selbst töten müsste, wäre ich schon lange Vegetarier!"* Und ich glaube, das gilt auch für viele andere Menschen, denn tief im Inneren wissen wir alle, dass das Töten keine schöne Angelegenheit ist.

In jener Nacht begann meine Reise der Bewusstwerdung, und ich begann nach und nach, alles, was ich je gelernt hatte, in Frage zu stellen und genauer hinzuschauen, ob mein Verhalten, so wie ich es gelernt hatte, sinnvoll ist, denn ich wollte fortan bewusster leben.

Es dauerte noch ein paar Monate, bis ich den Verzehr von toten Tieren endgültig hinter mir lassen konnte - hier und da war die Versuchung zu groß -, doch dann habe ich es nie wieder angerührt. Gemeinsam mit meinem über alles geliebten Freund Pete beschloss ich damals, niemals wieder Fleisch zu essen. Und da wir festgestellt hatten, dass Alkohol trinken auch keine besonders gesundheitsförderliche Angelegenheit ist, entschieden wir, damit auch gleich aufzuhören. Das war im Jahr 1995, und ich war damals gerade 20 Jahre alt. Seitdem habe ich nie wieder Fleisch gegessen oder Alkohol getrunken und beides auch niemals vermisst.

Nur um dies gleich vorwegzunehmen: Ich bin kein Engel, und auch ich mache immer noch Dinge, die meiner Gesundheit schaden, auch heute noch. Zum Beispiel schlafe ich viel zu wenig und sehr unregelmäßig, und oft nehme ich Nahrung zu mir, von der ich weiß, dass sie meiner Gesundheit schadet.

Seit ich beschlossen hatte, vegetarisch zu leben, begann meine Mutter plötzlich, sich Sorgen über Spritzmittel zu machen. Sie war und ist überzeugter Fleischesser (und stolz darauf) und meinte, dass ich, wenn ich so viel Gemüse esse, damit automatisch viel zu viele Spritzmittel zu mir nehmen würde, und sie bestand darauf, dass ich mein Gemüse dann wenigstens aus biologischem Anbau beziehen sollte. Ich muss schmunzeln, während ich diese Zeilen schreibe, wenn ich darüber nachdenke, wie manche Menschen so ticken... Ich bin sehr froh darüber, dass sie mich dazu bewog, fortan Bio-Gemüse zu kaufen, denn das ist natürlich viel besser für die Gesundheit und natürlich auch für den Planeten. Damals gab es noch keine Bio-Supermärkte und auch nur sehr wenige Bio-Produkte in den Reformhäusern, aber es gab in Köln, wo ich geboren und aufgewachsen bin, einen Ökomarkt, auf dem man biologisch angebautes Gemüse kaufen konnte, also pilgerte ich jeden Samstag einmal quer durch die Stadt zum Ökomarkt, um dort mein Gemüse für die kommende Woche einzukaufen.

Einige Jahre später ereignete es sich, dass ein guter Freund von mir seine Wohnung verlor, und ich bot ihm an, für eine Weile bei mir zu wohnen, bis er etwas Neues gefunden hatte. Ich hatte zu dieser Zeit eine relativ große Vier-Zimmer-Wohnung und daher genügend Platz, ihn bei mir aufzunehmen. Claus war auch Vegetarier und experimentierte viel mit seiner Ernährung. Zu jener Zeit hatte er gerade mit Saft-Fasten begonnen und ernährte sich ausschließlich von frisch gepressten Säften, was mich faszinierte. Er hatte sich in der letzten Zeit viel mit dem Thema Rohkost beschäftigt und sehr viel über Ernährung gelernt. In diesen Tagen wurde mir bewusst, dass ich zwar mittlerweile schon seit Jahren Vegetarier war, und auch all mein Gemüse beim Ökomarkt kaufte und mir einbildete, super gesund zu leben, dass ich in Wahrheit aber nie etwas Frisches zu mir nahm. Alles, was ich zu mir nahm, war gekocht, gebraten, gebacken oder in irgend einer anderen Form erhitzt und somit denaturiert worden und hatte dabei den Großteil an Vitaminen und Mineralstoffen bei diesem Prozess eingebüßt. Ich war - mal wieder - völlig vor den Kopf gestoßen und begann, meine oh so gesunde Ernährungsweise genauer unter die Lupe zu nehmen. Ich kaufte fortan jede Woche, wenn ich auf dem Ökomarkt war, eine große Tüte mit Grapefruits und begann nun jeden Morgen mit frischem Saft aus drei Grapefruits. Ich hatte mein Leben lang nicht besonders gerne Süßes gegessen und war eher mit fettigen und salzigen Speisen aufgewachsen, daher war die Vorstellung, nur noch Obst zu essen beziehungsweise so viel wie möglich davon in meinen täglichen Speiseplan zu integrieren, eine echte Herausforderung für mich.

Claus empfahl mir das Buch *„Willst Du gesund sein? Vergiss den Kochtopf!"* von Helmut Wandmaker, das ich auch gleich zu lesen begann, und dieser hatte mich schon nach sehr kurzer Zeit davon überzeugt, dass frisches Obst und Gemüse die beste Nahrung ist, die wir unserem Körper bieten können. Seit dieser Zeit hat mich das Thema Ernährung nie wieder losgelassen, und ich las zahlreiche Bücher zu diesem Thema und arbeite seither daran, meine Ernährungsweise immer weiter zu verbessern. Ich beschloss damals, dass ich, wenn ich jemals ein Kind bekommen sollte, ich dieses so gesund ernähren würde wie nur irgend möglich. Es sollte noch etwa zehn Jahre dauern, bis ich meinen Sohn zur Welt brachte und dies in die Tat umsetzen konnte. Er lernte von Anfang an, sich gesund zu ernähren und nimmt (bis auf ganz seltene Ausnahmen) ausschließlich naturbelassene Nahrung zu sich - Obst, Gemüse, Salate, Nüsse, Kräuter -, alles was die Natur zu bieten hat. Mittlerweile ist er 15 Jahre alt, und er ist super gesund und glücklich. Er liebt es, neue rohköstliche Rezepte zu erfinden und beeindruckt unsere Freunde immer wieder mit den leckersten Kreationen. Parallel zu diesem Buch, arbeite ich zur Zeit an einem Rezeptebuch, um diese Ernährungsweise für jeden einfach zugänglich zu machen. Wenn man nämlich einmal weiß, wie man aus all dem, was die Natur uns bietet, leckere Gerichte zaubern kann, dann ist es plötzlich ganz einfach, sich gesund zu ernähren.

Als mein Sohn eineinhalb Jahre alt war, machte ich mich auf die Suche nach einem Spielfreund für ihn. Ich wollte ein Kind finden, dass ebenso mit rohköstlicher Nahrung aufwächst, sodass mein Sohn die Erfahrung machen konnte, dass er mit dieser Ernährungsweise nicht alleine ist und es auch andere Kinder gibt, die genauso aufwachsen wie er. In der Spielgruppe, beim Kinderschwimmen und im Trampolinverein begegnete er vielen Kindern, die Dinge aßen, die wir nicht zu uns nehmen wollten, daher war es mir wichtig, ihn auch mit Kindern zusammenzubringen, die - genau wie er - viel lieber eine Schüssel Erdbeeren oder Kirschen oder frische Datteln essen als trockene Kekse oder Schokolade. Ich wusste, dass in Köln sogenannte Rohkost-Treffen stattfinden, wo sich Leute treffen, die sich für dieses Thema interessieren, und über die Organisatorin eines solchen Treffens bekam ich die E-Mail-Adresse von Simone, deren Sohn Fabian genau zwei Monate älter ist als mein Sohn. Wir waren beide überglücklich, uns kennenzulernen und unsere Jungs zusammenzubringen. Simone hatte schon viele Jahre Erfahrung mit dieser Ernährungsweise, und ich durfte unendlich viel von ihr lernen, wofür ich ihr sehr dankbar bin.

Durch Simone erfuhr ich auch von Dr. Douglas N. Graham und seinem Buch *„Die 80/10/10-High-Carb-Diät"*, das es damals leider nur in Englisch gab, das aber inzwischen Gott sei Dank auch ins Deutsche übersetzt wurde und mit Abstand das beste Buch zum Thema Rohkost ist, das ich bisher gelesen habe. Damals fiel es mir sehr schwer, Bücher in Englisch zu lesen, aber ich wusste, dass dieses Buch von unschätzbarem Wert ist, also las ich es trotzdem. Es war definitiv die Mühe wert, denn ich lernte durch dieses Buch alles, was man über Ernährung wissen sollte, und es ist meiner Meinung nach eine Schande, dass wir unseren Kindern dieses Wissen nicht schon im Kindergarten beziehungsweise in der Schule vermitteln. Simone und ich wurden gute Freundinnen, und auch unsere Söhne verstanden sich von Anfang an sehr gut. Wir trafen uns regelmäßig, sodass die Kinder miteinander spielen und wir uns im Detail über unsere neuesten Fortschritte und Erkenntnisse austauschen konnten, und oft gesellten sich mit der Zeit auch noch andere Mütter mit ihren Rohkost-Kindern hinzu. Jeden Sommer fuhren wir gemeinsam mit den Kindern ins Rohkost-Camp von Sonja Watt (sonjawatt.com), bei dem - neben vielen anderen Aktivitäten -

Dutzende von Familien und anderen Interessierten gemeinsam für eine ganze Woche ausschließlich vegane Rohkost zu sich nehmen. Simone und ich verbrachten sehr viel Zeit miteinander, bis ich einige Jahre später beschloss, Europa den Rücken zuzukehren und auszuwandern, um fortan in einem wärmeren Klima zu leben - an einem Ort, wo immer die Sonne scheint, überall paradiesisch viele Obstbäume wachsen und es somit das ganze Jahr über reichlich Sonne und viel frisches Obst gibt.

Simone und ich führten zahlreiche Gespräche und tauschten uns über alles Mögliche aus. Sie öffnete mir die Augen in vielerlei Hinsicht. Eines der großen Themen, das einen sehr großen Einfluss auf unser weiteres Leben haben sollte, war das Thema Schule. Ich hatte bereits eine Grundschule für meinen Sohn ausgesucht, von der ich glaubte, dass es eine gute Wahl sei - eine sogenannte Peter-Petersen-Schule mit einem sehr kinderfreundlichen Konzept. Es wurde viel Wert auf Kunst gelegt, und alle Kinder bekamen die Gelegenheit, ein Streichinstrument zu spielen. Auf dem Schulhof liefen Ziegen herum, und ich war davon überzeugt, dass das die beste Wahl für meinen Sohn ist... Bis Simone mich eines Tages mit einigen Büchern überraschte und mein Bewusstsein für die Idee öffnete, unsere Kinder überhaupt nicht in die Schule zu schicken und stattdessen selbst für ihre Ausbildung zu sorgen. Ich war völlig vor den Kopf gestoßen, denn ich hatte noch nie davon gehört, dass es tatsächlich Millionen von Menschen auf der Welt gibt, die sich selbst um die Ausbildung ihrer Kinder kümmern. Ich las zahlreiche Bücher zu diesem Thema wie *„...und ich war nie in der Schule"* von André Stern und *„Schulfrei - Lernen ohne Grenzen"* von Stefanie Mohsennia, *„Die Freilerner - Unser Leben ohne Schule"* von Dagmar Neubronner und viele andere. Wieder einmal war mein Weltbild erschüttert worden, und mein Bewusstsein öffnete sich für eine neue und davor im wahrsten Sinne des Wortes undenkbare Möglichkeit.

Nun mag der ein oder andere Leser denken: *„Um Gottes Willen! Die Kinder nicht mehr in die Schule schicken? Nur noch vegetarisch Essen und dann auch noch nichts Gekochtes mehr essen? Keinen Alkohol mehr trinken? Das ist doch alles super extrem und ganz bestimmt nichts für mich!"*

Keine Panik! Dies sind einfach nur einige Beispiele aus meinem eigenen Leben und Entscheidungen, die ich persönlich für mich selbst getroffen habe. Und - zugegeben - dies sind auch gleichzeitig die extremsten und größten Veränderungen, die ich selbst bisher erfahren habe. Genau wie jeder andere Mensch, haben auch Sie Ihren freien Willen und dürfen natürlich immer selbst entscheiden, was Sie in beziehungsweise aus Ihrem Leben machen wollen.

Manch ein Leser wird sich denken: *„Ach ja, vegetarisch leben wollte ich ja schon immer mal ausprobieren, aber mein Kind werde ich ganz bestimmt weiterhin zur Schule schicken!"* Ein anderer mag denken: *„Wow, aufwachsen ohne Schule, das interessiert mich! Bei dem Unsinn, der heutzutage in den Schulen gelehrt wird, gibt es bestimmt eine bessere Alternative. Mal sehen, was andere Eltern da so für Erfahrungen gemacht haben. Aber an meiner Ernährung will ich ganz bestimmt nichts ändern."* Wieder ein anderer denkt vielleicht: *„Rohkost - das klingt ja interessant, darüber möchte ich gerne mehr wissen."*

Und genau darum geht es in diesem Buch! Es geht darum, sich inspirieren zu lassen und vielleicht das ein oder andere im Leben zu ändern - was auch immer das sein mag. Ich gehe in diesem Buch auf zahlreiche Themen ein - vom Tagesbeginn bis hin zum Zubettgehen, vom Tellerwaschen bis hin zum Geldverdienen -, denn man kann so ziemlich alles, was wir so täglich machen und erleben, auch bewusster gestalten und dadurch bewusst(er)leben. Mein Vermieter Herr Fröhlingsdorf pflegt immer zu sagen: *„Es gibt nichts, was man nicht noch besser machen kann!"*, und ich stimme dem voll und ganz zu. Also keine Bange vor großen Veränderungen, denn man kann auch schon mit relativ wenig Einsatz ganz Großes bewirken!

Dieses Buch lädt Sie dazu ein, sich über Ihre eigenen Verhaltensweisen und Taten bewusst zu werden und diese gegebenenfalls bewusster zu gestalten, wenn Sie es denn so wünschen. Automatisch wird beim Lesen dieses Buches das Bewusstsein dafür stimuliert, die eigenen Verhaltensweisen und Gewohnheiten zu hinterfragen beziehungsweise zu analysieren, und der Leser wird dazu angeregt herauszufinden, ob er das, was er macht, auch wirklich tun will oder ob er die Dinge, die er tut, nur deshalb tut, weil er es schon immer so gemacht hat, ohne jemals zu hinterfragen, ob das auch tatsächlich dem entspricht, was er wirklich will. Da alles, was wir tun, einen direkten Einfluss auf unser Leben hat, und damit auf unsere Lebensqualität, macht es durchaus Sinn, sich darüber Gedanken zu machen.

Die einzelnen Kapitel behandeln jeweils ein Thema - größtenteils alltägliche Dinge, die wir alle ständig tun -, und ich beschreibe zu jedem Thema, wie ich diese Dinge in der Vergangenheit gemacht habe, weil ich sie von klein auf so gelernt hatte, was ich im Laufe meines Lebens dazugelernt habe und wie ich diese Dinge inzwischen mache beziehungsweise wie ich sie gerne tun würde und warum. Das Ganze wird an einzelnen Stellen ergänzt mit Hinweisen auf wissenschaftliche Erkenntnisse. Also: kein mahnender Zeigefinger, sondern verständnisvolles Teilen von verschiedensten Erkenntnissen und vor allem ganz viel Eigenerfahrung.

Wer bereits mein Buch *„Sprachmagie - Die Macht der Worte"* gelesen hat, der weiß schon, dass wir mit dem, was wir denken und sagen, unser Leben und unser Schicksal selbst gestalten und damit die Macht haben, unser Leben so zu erleben, wie wir es wünschen. Mit *„Bewusst(er)leben!"* gehen wir nun einen Schritt weiter und schauen uns an, was unsere Taten in unserem Leben bewirken. Für alle, die mein erstes Buch noch nicht gelesen haben, möchte ich an dieser Stelle noch einmal die Textstelle aus dem Buch *„Hände weg von diesem Buch!"* von Jan van Helsing zitieren, in dem dieser die kosmischen Gesetze sehr gut verständlich erklärt, die uns unter anderem offenbaren, warum es vorteilhaft ist, sich selbst und das eigene Verhalten fortwährend zu verbessern:

„So wie die physische Welt ihre Gesetze hat, so hat auch die feinstoffliche Welt die ihren. Wir sprechen von sogenannten ‚geistigen' oder ‚kosmischen Gesetzen'. Das Wort *Kosmos* kommt aus dem Griechischen und bedeutet *Ordnung*. Wir leben also in einer Ordnung beziehungsweise sind Teil einer Ordnung. Und eine Ordnung unterliegt Gesetzmäßigkeiten, sonst wäre es keine Ordnung. Dann wäre es ein *Chaos*, das ist auch griechisch und heißt auf deutsch *Unordnung*. Wir sind also Teil der Ordnung und ihrer Gesetze. [...]

Kausalitätsgesetz (das Gesetz des Karmas)
Es ist das Gesetz von *Ursache und Wirkung*. Wir können es auch durch den Satz ausdrücken: ‚*Was man sät, das erntet man.*' oder für Materialisten und Atheisten: ‚*Wie man in den Wald hineinruft, so hallt es zurück.*' Nach dem Gesetz des Säens und Erntens werden wir, wenn wir Destruktives säen, auch Destruktives ernten. Säen wir Ärger und Hass, werden wir auch diesen ernten. Pflanzen wir Weizen in die Erde, werden wir hundertprozentig

auch Weizen bekommen und keinen Roggen. Und je nachdem, wie wir unsere Saat pflegen und ihr Aufmerksamkeit schenken, desto besser und größer wächst sie, egal welche Saat es ist.

Man nennt dieses Gesetz auch das *Gesetz des Ausgleichs* oder auch das *Gesetz des Karmas* (sanskrit ‚*karma*': *die Tat*, wird aber auch als *Weg des Dienens* übersetzt). Es beruht darauf, dass wir Menschen ein richtiges Verhalten nach den göttlich-geistigen Gesetzen offenbar nur dadurch erlernen können, indem wir genau das, was wir anderen Lebewesen angetan haben, zu einem späteren Zeitpunkt selbst zu spüren bekommen. Das ist keineswegs eine Bestrafung, wie dies oft von Kritikern oder Unwissenden gesehen wird. Es dient vielmehr der seelischen Reifung durch Erkennen und Begreifen in der Erfahrung. Dieses Gesetz sorgt dafür, dass jeder Mensch (oder genauer: jede Seele) so lange mit dem gleichen Problem konfrontiert wird, bis er dieses gelöst hat. Hierdurch wird jeder Gedanke, jedes Gefühl und jede Tat unsterblich und kommt wie ein Bumerang auf uns zurück. Es fordert vom Menschen die volle Verantwortung für sein Schicksal. [...]

Das Gesetz der Resonanz (lateinisch ‚*resonare*': *zurück-klingen*)
Sowohl der Mensch als auch die geistige Welt unterliegen, wie die Stimmgabel oder ein Radioempfänger, dem *Gesetz der Resonanz*. Ein Empfänger, der auf UKW eingestellt ist, kann keine Mittelwelle oder Langwelle empfangen. Beim Menschen ist es das Gleiche. Ist eine Person aggressiv und hasserfüllt, ist sie für Liebe nicht empfänglich. Jeder kann nur die Bereiche der Wirklichkeit wahrnehmen, mit denen er in Resonanz schwingt. Die Aussage ‚*Jeder sieht nur das, was er sehen will.*' beziehungsweise ‚*Die Umwelt ist ein Spiegel Deiner selbst.*' beruht darauf.

Unser Umfeld wird uns immer das präsentieren, was wir selbst ausstrahlen. Lügen wir, werden wir belogen werden. Sind wir ängstlich, werden wir mit unseren Ängsten konfrontiert werden. Sind wir in der Resonanz von Liebe, werden wir diese anziehen. Leben wir in Freude, werden wir auch immer etwas finden, worüber wir uns freuen können. Das nennt man *Resonanzfähigkeit*. Ändern wir unsere Sichtweise, wird uns das unser Umfeld als Spiegel ebenfalls zeigen. [...]"

Alles, was wir tun, ist gleichzeitig eine Ursache, die etwas bewirkt in unserem Leben. Es ist wichtig zu verstehen, dass wir alle – ganz gleich, ob wir das nun wollen oder nicht – fortwährend mit unserem Denken, Reden und Handeln pausenlos am großen Schöpfungsprozess teilhaben und so unser Schicksal bewirken. Es ist Zeit, dass wir lernen, diese Macht bewusst, sinnvoll und vor allem verantwortungsvoll anzuwenden und unser Leben so zu gestalten, wie wir es wirklich haben wollen!

Ich kann nicht ändern, was ist.
Alles ist, wie es ist!
Doch ich bestimme,
wo ich langgehe,
und ich kann ändern,
was ich sehe
und wie ich das sehe,
wie ich fühle und
was ich verstehe!
Ich kann mich ändern
und so Neues schaffen, **was ist!**

TAGESBEGINN

Wenn ein Mensch unzufrieden durch den Tag stolpert, pflegen einige Leute zu sagen: *„Der ist mit dem falschen Fuß aufgestanden!"* Als Kind glaubte ich wirklich, dass es einen Unterschied macht, wenn man beim Aufstehen den Boden zuerst mit dem linken Fuß berührt, und achtete jeden Morgen peinlichst genau darauf, mit dem „rechten" Fuß aufzustehen. Auch wenn ich mittlerweile denke, dass es relativ egal ist, ob man nun mit dem linken oder rechten Fuß zuerst aufsteht, so kann ich doch bestätigen, dass es einen Unterschied macht, wenn man den Tag in der „rechten" Stimmung beginnt.

Es macht einen riesigen Unterschied, ob wir den Tag beginnen, indem wir von einem schrill piepsenden Wecker oder anderen extrem lauten Geräuschen aus dem Schlaf gerissen werden und dann gleich aufspringen und losrennen, um unsere Pflichten zu erfüllen, oder ob wir friedlich und von selbst aufwachen können, nachdem wir ausgeschlafen haben und ausgeruht sind. Wer am Abend früh genug ins Bett geht und dafür sorgt, dass er ausreichend Schlaf bekommt, der braucht am Morgen keinen Wecker. Man kann den Körper sozusagen programmieren, zur rechten Zeit aufzuwachen. Wichtig ist, daran zu glauben beziehungsweise zu wissen, dass es funktioniert, und sich vor dem Zubettgehen die genaue Zeit einzuprägen, zu der man aufwachen will. Wenn es wirklich wichtig ist, dass ich zu einer bestimmten Zeit aufstehe, dann stelle ich zwar sicherheitshalber den Wecker, aber in den allermeisten Fällen wache ich kurz vorher auf und schalte ihn aus, bevor der Alarm ertönt. Zweifel ist Gift, wie ich schon in meinem Buch *„Sprachmagie"* erklärt habe. Dadurch dass ich den Wecker trotzdem stelle, kann ich die Energie des Zweifelns im Keim ersticken und gebe so der Angst beziehungsweise Sorge, dass es schiefgehen könnte, keinen Raum. Ich kann darauf vertrauen, dass ich auf jeden Fall zur rechten Zeit wach werde - so oder so. Übung macht den Meister! Bloß nicht verzagen, wenn es nicht gleich beim ersten Mal klappt - mit der Zeit geling es immer öfter.

Gemäß den kosmischen Gesetzen entspricht die Qualität der Energie, die wir empfangen, jener Energie, die wir aussenden. Wenn wir also einen angenehmen Tag erleben wollen, macht es Sinn, die eigene Energie positiv auszurichten und dafür zu sorgen, dass wir mit einer angenehmen Stimmung aufstehen. Wenn ich morgens aufwache, mache ich mir zuallererst einmal bewusst, wie gut es mir geht, und ich richte meine Aufmerksamkeit auf die Schwingung der Liebe und Dankbarkeit, und zwar auch dann, wenn ich gerade von den Bauarbeiten am Nachbarhaus oder anderweitig unsanft aus dem Schlaf gerissen wurde.

Ich empfinde Dankbarkeit dafür, dass ich mein Leben so leben kann, wie ich es will, und dafür, dass ich gesund bin und ein schönes Zuhause habe und einen wundervollen Sohn, den ich so sehr liebe und für den ich sorgen darf. Ich danke dafür, dass ich einer Arbeit nachgehen kann, die ich mir selbst ausgesucht habe und die mir und anderen Freude bringt. Ich danke dafür, dass ich in diesem wundervollen Land leben kann und mir leisten kann, gesunde Nahrungsmittel einzukaufen, und dafür, dass ich das Wissen habe, wie ich gesundes Essen zubereiten kann. Ich danke dem Universum dafür, dass ich so viele nette Menschen kenne, mit denen ich mein Leben teilen darf, und dafür, dass jeden Tag die Sonne scheint, die mich nährt und wärmt und mir das Gefühl von Glückseligkeit schenkt. Ich empfinde Dankbarkeit für all die schönen und lehrreichen Momente, die ich in meinem bisherigen Leben erleben durfte - und sogar für die weniger schönen Erlebnisse, die mich so viel Wertvolles gelehrt haben.

Es gibt so vieles, wofür wir dankbar sein können. Und wenn wir mit dieser Schwingung der Liebe und Dankbarkeit den Tag beginnen, dann ziehen wir automatisch viele weitere dieser liebenswerten Momente und Umstände in unser Leben.

Viele Menschen nehmen all die Annehmlichkeiten des Lebens für selbstverständlich hin und vergessen dabei, dass es Millionen von Menschen gibt, für die all diese Dinge keine Selbstverständlichkeit sind. Anstatt dankbar zu sein für das, was sie haben, sind manche Menschen neidisch auf das, was andere haben. Die Energie, die sie aussenden, ist dann erfüllt von Neid, Gier und Unzufriedenheit, und dies ist genau das, was sie dann auch vermehrt in ihrem Leben erleben, denn Gleiches zieht Gleiches an.

Vor dem Aufstehen denke ich darüber nach, was ich an diesem Tag zu tun habe, was ich erleben und schaffen möchte und welche Freuden mir dieser kommende Tag bringt. So beginne ich den neuen Tag voller Liebe und Dankbarkeit und freue mich darauf!

KLEIDEN

Die Art und Weise, wie wir uns kleiden, sagt eine ganze Menge über uns aus, also über unsere Persönlichkeit. Viele Menschen wollen einfach nur nicht zu sehr auffallen, um sicherzustellen, dass sich niemand über sie lustig macht, also kleiden sie sich möglichst so, wie es von ihnen erwartet wird, und orientieren sich bei der Auswahl ihrer Mode im Großen und Ganzen an der Mehrheit der Gesellschaft und daran, was die meisten Menschen um sie herum so anziehen. Und ich glaube, wir haben alle schon einmal erlebt, das irgendjemand sich irgendwann einmal über irgendein Kleidungsstück von uns lustig gemacht hat, und den meisten Menschen ist so etwas furchtbar peinlich oder zumindest äußerst unangenehm. Und um nicht irgendwie oder irgendwo unangenehm aufzufallen, tragen sie eben ganz „normale" Kleidung und bekommen dafür im Gegenzug von der Gesellschaft „den Stempel" beziehungsweise „das Gütesiegel", ein ganz „normaler" Mensch zu sein, ein ehrbares Mitglied der Gesellschaft sozusagen. Das klingt vielleicht etwas langweilig, aber so geht man auf jeden Fall auf Nummer sicher und spart sich - je nachdem, mit was für Menschen man sich umgibt - eine ganze Menge Ärger.

Ich habe mir oft die Frage gestellt, was Menschen dazu bewegt, sich über andere lustig zu machen, und ich glaube, im Großen und Ganzen sind sie einfach nur neidisch, dass jemand glücklich ist und sie nicht. Ein glücklicher Mensch macht sich nicht über andere lustig. Man sollte so etwas nicht persönlich nehmen, sondern die Kritik einfach mit einem Lächeln dankbar annehmen, sich nicht auf dieses Energiespiel einlassen und stattdessen antworten: *„Ich liebe es, wenn Menschen ehrlich sind und sich trauen zu sagen, was sie denken. Danke!"* Es wird immer wieder mal passieren, dass irgendjemand die Art, wie man sich kleidet, *„unmöglich"* findet, und von einem anderen bekommt man Komplimente dafür. Geschmäcker sind verschieden. So ist das im Leben. Man kann es nicht allen recht machen. Warum sollte man das auch?

Es gibt aber auch Leute, die genau das Gegenteil machen und durch ihre Kleidung auffallen wollen, sei es, um auf diese Weise Aufmerksamkeit zu bekommen, die sie sonst vielleicht nicht ausreichend erhalten, oder aber auch, um ganz bewusst eine Botschaft in die Welt zu tragen. Zum Beispiel sind heute T-Shirts mit schlauen und teilweise sogar sehr tiefsinnigen Sprüchen weit verbreitet, und ich persönlich liebe diese T-Shirts und lese mir auch immer durch, was darauf geschrieben steht, wenn ich eines sehe. Das sagt so viel aus über eine Person, und oft sind diese Sprüche richtig lustig. Wenn ich mehr Zeit hätte, würde ich wahrscheinlich selbst solche T-Shirts auf den Markt bringen, und ich habe schon ernsthaft darüber nachgedacht, das tatsächlich zu tun. Auf einem T-Shirt stand zum Beispiel einmal: ***„Your LIFE is a message to the world, make sure it's inspiring!"*** So etwas berührt die Seele! Das habe ich nie wieder vergessen. Die Übersetzung ins Deutsche finden Sie ganz am Ende dieses Kapitels.

Natürlich gibt es noch viele andere Möglichkeiten, durch Kleidung und sein Äußeres aufzufallen. Ein extremes Beispiel dafür sind die sogenannten Punks, die in der Regel mit ihrem Äußeren sehr auffallen, und damit Kritik üben am bestehenden System und der Gleichmacherei der Gesellschaft, und die damit demonstrieren, dass sie Freiheit, Individualität und freie Meinungsäußerung sehr zu schätzen wissen. Die Texte der entsprechenden Musikrichtung und die intensive Energie der Musik selbst spiegeln dies ebenfalls deutlich wider.

Ein weiteres Beispiel von Menschen, die gerne durch ihr Äußeres auffallen möchten, sind Frauen und Männer beim Balzverhalten. Wenn eine Frau stark geschminkt ist und besonders sexy gekleidet herumläuft, also viel nackte Haut zeigt und Schuhe mit sehr hohen Absätzen trägt, sich viel an den Haaren herumspielt und auffallend oft herumkichert, dann signalisiert sie damit ziemlich deutlich, dass sie „zu haben" oder „auf der Suche" ist. Beim Mann erkennen wir das - abgesehen von den lüsternen Blicken und den tropfenden Mundwinkeln (Ein kleiner Scherz am Rande - Mann möge es mir verzeihen!) - vor allem daran, dass er meistens frisch rasiert ist, oft kilometerweit nach After Shave riecht und ganz demonstrativ mit einem teuren Handy herumhantiert und mit einem Autoschlüssel spielt, der oft durch irgendein bekanntes Symbol erkennen lässt, dass er ein teures Auto hat. Hier und da öffnet er seine Geldbörse und gewährt jedem, der es möchte, einen kleinen Einblick auf ein paar große Geldscheine und die stattliche Sammlung seiner Kreditkarten. Oft darf auch teurer Schmuck oder zumindest eine teure Armbanduhr nicht fehlen. Teure und schicke Schuhe und Kleidung sind selbstverständlich. Verzeihen Sie mir, wenn ich es hier an manchen Stellen etwas übertreibe. Nichts davon ist böse gemeint, und ich persönlich liebe es, solche Szenen zu beobachten, wenn ich zum Beispiel in einem Restaurant sitze.

Auch gibt es seit einigen Jahren immer mehr Leute allen Alters und aus allen Gesellschaftsschichten, die mit Kleidung herumlaufen, auf der Totenköpfe abgebildet werden. Ich persönlich habe nie verstanden, warum die Leute das tun - Piraten sind das nicht. Aber vielleicht wollen sie die Welt auch einfach nur daran erinnern, wie sehr vergiftet wir doch alle sind oder wie sehr wir den Planeten vergiften. Vielleicht sehnen sie sich auch selbst nach dem Tod und können es gar nicht erwarten. Ich weiß wirklich nicht, was einen Menschen dazu bewegt, so etwas anzuziehen.

Dann gibt es wiederum Leute - und in den letzten Jahren sind es erschreckend viele geworden -, die meinen, sie müssten sich Kriegs-Kleidung anziehen. Armee-Kleidung beziehungsweise billige Kopien davon mit dem entsprechenden Muster erfreuen sich immer größerer Beliebtheit, wobei ich auch hier die Botschaft dahinter nicht verstehe. *„Join the Army!"*???

Sind dies alles Leute, die Kriege gut finden und unterstützen wollen? Vermissen diese Menschen den Krieg, weil unsere Generation zumindest in unseren Breitengraden davon bisher so gut wie nichts erlebt hat? Oder wollen sie damit ausdrücken, dass sie mit der Regierung einer Meinung sind und diese vollends unterstützen? Oder ist es genau das Gegenteil, dass sie sich mit jenen Teilen der Armee solidarisieren wollen, die in vielen Teilen der Welt daran arbeiten, den jeweiligen Regierungen Grenzen aufzuzeigen und das teilweise äußerst verantwortungslose Handeln dieser Regierungen zu stoppen? (Die Regierungen wollen selbstverständlich nur unser Bestes! Und zwar alles davon!) Oder liegt der Grund darin, dass die Jungs von der Armee in der Regel fit und gut trainiert sind und diese Menschen tatsächlich glauben, dass alle Menschen sie jetzt auch für fit und gut trainiert halten, wenn sie so herumlaufen? Oder wollen sie sich mit dieser Kleidung doch nur „tarnen", damit sie nicht so auffallen? Schließlich werden die kompletten Sets bei der Armee auch „Tarnanzug" genannt. Vielleicht wollen sie mit dieser Kleidung auch sagen, dass die ganze Menschheit sich auf gewisse Art im Krieg befindet und das Leben für sie ein einziger Kampf ist.

Ich habe diesen Trend bis heute nicht begriffen, und ich vermisse die guten alten Zeiten, in denen man einen Soldaten noch an seinem Äußeren erkennen konnte und wusste, wann man es mit einem Soldaten zu tun hat und wann nicht. Inzwischen gibt es kaum noch ein Produkt, dass es nicht auch mit diesem Muster gibt, und man findet es auf allen möglichen Produkten, die man kaufen kann - auf Badehosen und Bikinis, Mousepads, Schulranzen, Fahrradsitzen, Gitarrenhüllen, Badelatschen, Tassen, Vorhängen und unzähligen anderen Produkten, ja, sogar auf Baby-Stramplern findet sich dieses „Join the Army"-Muster wieder. Auch gibt es das in allen Farben, sogar in pink! Falls Sie jemand sind, der in diesen „Join the Army"-Klamotten herumläuft, lassen Sie mich bitte wissen, was Sie dazu bewegt, das zu tun. Man lernt ja nie aus, und ich würde das wirklich gerne verstehen. Meine E-Mail-Adresse finden Sie ganz vorne im Buch.

Es gibt auch viele Menschen, die tragen ausschließlich Trend-Markenkleidung, vermutlich weil sie sich mit dem entsprechenden Image der jeweiligen Marke identifizieren oder zumindest wollen, dass andere sie damit identifizieren. Viele wollen damit aber auch nur ganz klar ausdrücken, dass es ihnen finanziell gut geht und sie es sich leisten können, teure Markenkleidung zu tragen. Und bestimmt gibt es auch die, die meinen, dass diese Kleidung tatsächlich die beste Wahl überhaupt ist. Wenn ich Leute in Trend-Markenkleidung herumlaufen sehe, denke ich jedes Mal daran, wie schlau diese Firmen doch sind, dass sie es bewerkstelligen, dass diese Leute für sie Werbung machen und dafür auch noch viel Geld bezahlen. Respekt!

Wenn man sich möglichst bewusst kleiden möchte, ist es natürlich auch von Bedeutung, aus welchem Material die Kleidung hergestellt ist, die wir tragen. Die erste Wahl ist natürlich immer Bio-Baumwolle, und Gott sei Dank gibt es heutzutage ein riesiges Angebot an Kleidung aus Bio-Baumwolle, was nicht nur unserer Haut, sondern auch dem Planeten zugutekommt. Auch gibt es Markenkleidung, die tatsächlich durch eine bessere Qualität einen Unterschied macht, wie zum Beispiel Jeanshosen der Marke „Pierre Cardin", die etwa zehn Jahre halten, da dafür nur die beste Baumwolle verwendet wird. Das hat etwas mit der Länge jeder einzelnen Faser zu tun. Die kürzesten noch verwendbaren Fasern werden „Linters" genannt, die längsten und besten „Denim". Ein Faden, der aus langen Fasern besteht, hält einfach viel länger, was im Endeffekt natürlich wiederum besser ist für die Umwelt.

Es gibt Menschen, für die es sehr wichtig ist, was andere über sie denken. Ich persönlich glaube, dass es einem egal sein muss, was andere denken, wenn man wirklich glücklich sein will. **Wenn wir unser ganzes Leben danach ausrichten, was andere Leute denken, worin liegt dann überhaupt der Sinn darin, eigene Gedanken zu haben?** Seit mir klar geworden ist, dass unsere Kleidung sozusagen eine höchst effektive Werbefläche ist, habe ich angefangen, mir meine Kleidung ganz bewusst auszusuchen. Mir ist zwar ziemlich egal, was die Leute so über mich denken, aber da die Art und Weise, wie wir uns kleiden, einen Eindruck und damit eine ganz bestimmte Wirkung beim „Empfänger" hinterlässt, also auf den, der mich sieht, einen großen Einfluss hat, möchte ich diese Gelegenheit, die mir das Leben da schenkt, diese Macht - die ja immer automatisch auch mit Verantwortung einhergeht - natürlich möglichst bewusst nutzen und so einen „guten Eindruck" hinterlassen. Und mit diesem „guten Eindruck" meine ich den Eindruck, den ich bei ihm auf der Seelenebene hinterlasse, und die Nachricht, die dadurch in seinem Bewusstsein ankommt und mit der ich bei ihm etwas Positives bewirken kann.

Ich persönlich mache sehr gerne Werbung für Früchte und habe es mir zur Aufgabe gemacht, dabei mitzuhelfen, dass die Menschen wieder mehr Obst essen, weil ich weiß, dass das auf ganz vielen Ebenen sehr viele Probleme lösen kann und daher einen sehr starken positiven Effekt hat - für die gesamte Menschheit und auch für den ganzen Planeten. Früchte sind das gesündeste Essen, das es gibt, und alleine durch das Essen von Früchten lassen sich unzählige Krankheiten heilen. Damit diese Botschaft in den Köpfen der Menschen ankommt, die mich umgeben, trage ich daher außer Haus immer Kleidung, auf der Früchte zu sehen sind, um das Unterbewusstsein der Menschen für dieses Thema zu sensibilisieren und es so vielleicht zu erreichen, dass die mich umgebenden Menschen in Zukunft mehr Früchte essen. Und mir wurde in den letzten Jahren schon oft bestätigt, dass das auch funktioniert.

Auf eine gewisse Art sind wir im Leben sozusagen immer „auf der Bühne", und immer schaut uns irgendjemand bei dem zu, was wir machen, und sieht, wie wir aussehen. Unsere Kleidung repräsentiert unsere Botschaft an die Welt, ob wir uns dessen bewusst sind oder nicht, ob wir das wollen oder nicht. Und jeder für sich selbst ist verantwortlich für seine eigene Botschaft und was er der Welt damit sagt.

„Dein Leben ist eine Botschaft an die Welt! Sorge dafür, dass sie inspirierend ist!"

TRINKEN

Eines der ersten Dinge, die wir tun, wenn wir auf die Welt kommen, ist trinken. Das Baby ist erschöpft von den Anstrengungen der Geburt und braucht Nahrung, und es weiß intuitiv, wo es diese Nahrung findet, und fängt dann im Idealfall auch gleich an zu saugen, also zu trinken. Die Zusammensetzung der Muttermilch ist perfekt abgestimmt auf die Bedürfnisse des heranwachsenden Babys und enthält genau das, was es für eine gesunde Entwicklung braucht. Unser erstes Getränk auf Erden ist also in der Regel eine echt gute Wahl – zumindest wenn alles im Sinne der Natur vonstattengeht.

Leider wird dieses perfekte Getränk heutzutage viel zu häufig ersetzt durch Produkte, die meist auf Kuhmilchbasis hergestellt wurden, was für die weitere Entwicklung des Kindes eher nachteilig ist, aber die Zeiten, in denen es noch menschliche Ammen gab, die Babys ihre Milch zur Verfügung stellten, wenn die leibliche Mutter dies aus irgendwelchen Gründen nicht konnte, sind nun einmal vorbei, zumindest in unseren Breitengraden. Sollten Sie in eine solche Situation geraten und für Ihr Baby eine Alternative zu Muttermilch brauchen, so empfehle ich dringend, lieber zu Ziegenmilch zu greifen als zu Kuhmilchprodukten. Im Vergleich zu Kuhmilch ist Ziegenmilch leichter verdaulich und enthält außerdem mehr gute Fettsäuren wie zum Beispiel mehrfach ungesättigtes Fett. Dies bedeutet, dass Babys Ziegenmilch besser verdauen können und die Fettsäuren besser vom Körper aufgenommen werden können.

Da wir gerade beim Thema sind, will ich hier auch noch kurz erwähnen, dass ein Baby beziehungsweise Kleinkind in den ersten drei Lebensjahren unbedingt Laktose zu sich nehmen muss, damit das Gehirn sich gesund entwickeln kann, und es daher absolut natürlich ist, sein Kind mindestens drei Jahre lang zu stillen. Natürlich kann man nach etwa einem halben Jahr damit beginnen, dem Kind auch andere Nahrungsmittel anzubieten – vorzugsweise Früchte wie Bananen –, aber für die gesunde Entwicklung des Gehirns ist es unerlässlich, dass der Körper des kleinen Menschen ausreichend mit Laktose versorgt wird. Ich erwähne das hier, weil auch ich meinen Sohn von Anfang an vegan ernährt habe, diese Tatsache vielen Veganern aber nicht bewusst ist. Heutzutage ist es leider sehr „modern" geworden, immer früher „abzustillen" - in erster Linie durch den Druck der Gesellschaft und damit die Mutter möglichst schnell wieder wie gewohnt zur Arbeit gehen kann, aber auch, weil viele Mütter selbst nicht sehr gesund leben und die durch den ungesunden Lebensstil aufgenommenen Giftstoffe über die Muttermilch an die Kleinen weitergeben. Sollte es also aus irgendwelchen Gründen nicht möglich sein, das Kind in den ersten drei Lebensjahren mit Muttermilch zu versorgen, dann empfehle ich an dieser Stelle dringend - auch wenn ich absolut davon überzeugt bin, dass eine vegane Ernährung für Menschen am gesündesten ist -, als Alternative eben „in den sauren Apfel zu beißen" und sich mit Ziegenmilch zu behelfen, dem Wohl des Kindes zuliebe!

Wie auch immer, irgendwann beginnt der heranwachsende Mensch, auch andere Getränke zu sich zu nehmen. Im Idealfall ist das zunächst einmal Wasser von guter Qualität oder vielleicht auch Kräutertee oder frischer Fruchtsaft. All diese Getränke tun dem Körper etwas Gutes. Wasser unterstützt den Reinigungsprozess des Körpers, verschiedene Kräuter haben heilende Effekte und frischer Fruchtsaft bietet neben seinen heilenden Effekten auch noch Nährstoffe, größtenteils Vitamine, die unsere Gesundheit fördern. So weit, so gut.

Wenn ich mir ansehe, was die Menschen um mich herum an Getränken konsumieren, dann stelle ich immer wieder fest, dass sie von diesem ursprünglichen Ansatz - zu trinken, um dem Körper etwas Gutes zu tun - im Laufe der Lebensjahre weit abgedriftet sind. Die meisten Menschen trinken generell zu wenig, und wenn sie viel trinken, dann sind das in der Regel Getränke, die dem Körper und damit der Gesundheit schaden. Viele dieser Getränke entziehen dem Körper sogar noch Flüssigkeit, anstatt ihm welche zuzuführen. Das ist zum Beispiel bei Milch, schwarzem Tee, Kaffee und Bier der Fall und generell bei jedem alkoholhaltigen Getränk. Der Körper braucht dann zusätzliche Flüssigkeit, um die schädlichen Wirkungen dieser Substanzen so gut er kann zu neutralisieren und sie so gut wie möglich zu verarbeiten. Die Nieren arbeiten auf Hochtouren.

In der Regel wird empfohlen, pro Tag etwa zwei Liter Wasser zu trinken, damit der Körper ausreichend mit Flüssigkeit versorgt wird, um den Reinigungsprozess des Körpers zu unterstützen und auch die Nieren gut durchzuspülen, sodass sie mit der Entgiftung hinterherkommen. Wenn wir aber solche Getränke zu uns nehmen, die dem Körper sogar noch Flüssigkeit entziehen, dann sollten wir also dementsprechend noch mehr Wasser trinken, also mehr als nur diese zwei Liter. Ich kenne nur sehr wenige Menschen, die wirklich jeden Tag so viel Wasser (oder Kräutertee oder frisch gepressten Fruchtsaft) trinken, aber leider sehr viele Menschen, die literweise Kaffee, schwarzen Tee oder Bier und andere ungesunde Getränke in sich hineinschütten. Das führt dann dazu, dass der Körper mit der Entgiftung nicht mehr hinterherkommt und verschiedenste Krankheiten entstehen.

Ich persönlich hatte das große Glück, dass ich schon von klein auf keine kohlensäurehaltigen Getränke mochte und daher auch niemals ein Verlangen danach entwickelt habe, aber ich habe im Laufe meines Lebens häufig beobachten können, wie süchtig viele Menschen nach diesen kohlensäurehaltigen Getränken sind. Sie schütten eine Limo oder Cola nach der anderen in sich hinein, und wenn auf der Aluminiumdose eine Orange abgebildet ist, dann glauben einige Menschen doch tatsächlich, dass sie gerade ganz bestimmt etwas Gesundes konsumieren, während dieses Produkt in der Regel nicht einmal Spuren von echten Früchten enthält und nie auch nur in der Nähe einer Orange war, sondern oft einfach Zusatzstoffe enthält, die den Geschmack der Orange imitieren oder zumindest vage daran erinnern. Alle kohlensäurehaltigen Getränke sind weit davon entfernt, gesund zu sein, sondern schaden im Gegenteil der Gesundheit, unter anderem dadurch, dass sie zur Übersäuerung des Körpers beitragen, was neben anderen gesundheitlichen Risiken auch die Entstehung von Krebs fördert.

Wenn das Produkt dann auch noch raffinierten Zucker oder künstliche Süßstoffe enthält, führt es allzu oft auch noch zu Fettleibigkeit, trägt zusätzlich zur Entstehung von Nierensteinen und Diabetes bei und ruiniert generell die allgemeine Gesundheit Schluck für Schluck. Die Kohlensäure lenkt dabei im Grunde nur vom schlechten Geschmack des Produktes ab, denn wenn Sie sich einmal den Spaß machen, ein solches Getränk eine Weile stehen zu lassen, werden Sie in der Regel feststellen, dass es ohne die zugesetzte Kohlensäure grässlich schmeckt. Auch „schmecken" viele dieser Getränke nur dann, wenn sie kalt sind, also im Kühlschrank waren, denn auch das hilft, vom wahren Geschmack des Produktes abzulenken. Wer mag schon warme Cola oder ein warmes Bier?

Generell ist es gesünder, Getränke mit Zimmertemperatur zu trinken, da der Körper dann nicht auf den Temperaturunterschied der konsumierten Flüssigkeit reagieren muss. Gerade die Angewohnheit, kalte Getränke zu trinken, weil es einem zu warm ist, oder umgekehrt warme beziehungsweise heiße Getränke zu sich zu nehmen, weil es einem zu kalt ist, macht nicht wirklich Sinn, da der abkühlende beziehungsweise wärmende Effekt nur sehr oberflächlich und von sehr, sehr kurzer Dauer ist und kurz darauf die genau gegenteilige Wirkung erzielt wird.

Der Körper ist von Natur aus darauf programmiert, unter allen Umständen seine Idealtemperatur zu erhalten, also dafür zu sorgen, unser Überleben zu garantieren, indem er sicherstellt, dass die Körpertemperatur im optimalen Bereich liegt, was nur einen relativ kleinen Spielraum nach oben oder unten hin zulässt. Liegt die Körpertemperatur auch nur ein wenig über oder unter diesem Optimalbereich, so sprechen wir bereits von Fieber beziehungsweise Untertemperatur. Um jederzeit die ideale Körpertemperatur zu gewährleisten, reagiert der Körper relativ schnell auf äußere (oder wie in diesem Fall innere) Einflüsse. Wenn wir also ein gekühltes Getränk zu uns nehmen, registriert der Körper den Temperaturunterschied sofort und beginnt damit, diesen auszugleichen, indem er die Körpertemperatur erhöht, um im Endeffekt wieder die optimale Körpertemperatur zu erreichen. Anstatt der gewünschten Abkühlung erreichen wir also genau das Gegenteil, und der Körper erwärmt sich.

Dasselbe beziehungsweise genau das Gegenteil geschieht, wenn wir ein warmes oder heißes Getränk zu uns nehmen. Das Gehirn registriert die zu hohe Temperatur im Körper und beginnt dementsprechend, den Körper abzukühlen, um wieder das ideale Niveau zu erreichen. Wenn man in warmen Ländern spazierengeht, kann man häufig beobachten, dass gerade ältere Menschen oft in der größten Mittagshitze heißen Tee zu sich nehmen. Die wissen genau, was sie da tun!

Heiße und kalte Getränke haben zusätzlich aber auch noch eine weitere unerwünschte Nebenwirkung, zumindest wenn man Zahnfüllungen hat. Jedes Material reagiert unterschiedlich auf Kälte und Hitze, aber generell ziehen sich alle Materialien bei Kälte zusammen und dehnen sich aus bei Hitze. Da Ihre Zahnfüllungen aus einem anderen Material bestehen als Ihre natürlichen Zähne, und sich beide Materialien daher also verschieden stark ausdehnen und zusammenziehen, weil beide Materialien in einem unterschiedlichen Maße auf Kälte und Hitze reagieren, reagieren sie auch unterschiedlich auf die Temperatur des Getränkes, das Sie gerade konsumieren (das gilt natürlich auch für Eiscreme oder heißes Essen), was im Endeffekt dazu führt, dass die Zahnfüllungen schneller beschädigt werden und dementsprechend auch schneller ersetzt werden müssen. Das habe ich mal vor ein paar Jahren irgendwo gelesen, und es macht absolut Sinn und hat mich seither dazu motiviert, darauf zu achten, möglichst nur Getränke mit Zimmertemperatur zu trinken.

Aber selbst die Fruchtsäfte, die es in Päckchen oder auch in Flaschen zu kaufen gibt, sind keine wirklich gesunden Getränke, egal was da auf der Flasche steht und selbst wenn sie „bio" sind, was natürlich im Grunde auf jeden Fall ein bisschen besser ist, da ein solches Produkt immerhin nicht auch noch zusätzliche Spritzmittel, genmanipulierte Komponenten und so weiter enthält und weil wir durch den Kauf eines solchen Produktes außerdem etwas Gutes tun, indem wir die Bio-Branche unterstützen. Den meisten Fruchtsäften werden die verschiedensten Zusatzstoffe beigemischt, damit sie für längere Zeit appetitlich aussehen und damit sie überhaupt so lange „genießbar" sind, wie der Stempel auf der Verpackung es dem Konsumenten verspricht. Zusätzlich werden die meisten Säfte vor dem Abfüllen zumindest ganz kurz erhitzt, was leider dazu führt, dass wertvolle Vitamine verlorengehen.

Wenn Sie sich einmal die Mühe machen, selbst frischen Fruchtsaft zu pressen - sagen wir der Einfachheit halber mal Orangensaft, da das wohl der Saft ist, den die meisten Menschen schon einmal selbst gemacht haben -, und diesen dann für eine Weile stehen lassen, dann merken Sie schnell, wie schwierig es ist, frischen Saft für längere Zeit aufzubewahren, ohne dabei ernsthafte Qualitätsverluste hinzunehmen. Genaugenommen verliert der frische Saft schon in den ersten zwanzig Minuten eine ganze Menge seiner gesundheitsförderlichen Lebensenergie. Es macht also Sinn, frisch gepressten Saft auch möglichst frisch zu genießen und direkt nach der Zubereitung zu trinken. Wenn wir frisch gepressten Orangensaft eine Weile stehen lassen, dann wird er bitter und schmeckt lange nicht mehr so gut wie direkt nach dem Pressen, und er sieht nach einer Weile auch lange nicht mehr so lecker aus. Generell gilt: Frisch gepresste Säfte immer auch möglichst frisch genießen!

Wenn man zu abgepackten Getränken greifen will, ist es generell besser, Getränke in Glasflaschen zu kaufen als in Plastikflaschen - das gilt auch und ganz besonders für Trinkwasser. Wenn Sie trotzdem Plastikflaschen kaufen wollen, dann sollten diese zumindest möglichst hart sein, da diese Flaschen immerhin weniger der gesundheitsschädlichen Weichmacher enthalten (die sie leider auch teilweise an das Getränk abgeben) als die weicheren Varianten. Generell sollten es natürlich in jedem Fall immer Pfandflaschen sein. Metalldosen und andere Verpackungen, die auf der Innenseite mit metallhaltigen Stoffen beschichtet sind, sollte man generell meiden, da diese oft Aluminium und andere gesundheitsschädliche Schwermetalle enthalten, die ebenfalls an das Getränk abgegeben werden und sich dann anschließend im Körper des Konsumenten wiederfinden, wo sie ernsthafte gesundheitliche Schäden verursachen können.

Schon oft habe ich mir die Frage gestellt, warum die meisten Menschen so viele ungesunde Getränke konsumieren. Wie bei so vielen anderen Themen, liegt der Schlüssel zur Antwort auf diese Frage auch hier in der Erziehung und der unbewussten Entwicklung von Gewohnheiten, die uns mehr schaden als nützen. Es beginnt meistens damit, dass Eltern ihren Kindern süße Getränke anbieten - und sei es „nur" mit Ahornsirup gesüßter Tee -, was zur Folge hat, dass wir schon als Kind daran gewöhnt werden, von nun an beim Trinken auf den Geschmack zu achten und einen besonderen Geschmack zu erwarten, wobei der Mensch von Natur aus nach dem Abstillen eigentlich in erster Linie (geschmackloses) Wasser trinken und das Verwöhnen der Geschmacksnerven erst beim Essen erleben sollte.

Diese gesüßten Getränke bewirken dann, dass wir immer wieder und immer mehr nach süßen Getränken Ausschau halten und nach einer Weile meinen, alle möglichen Geschmacksrichtungen ausprobieren zu müssen, wobei Wasser vielen Kindern (und Erwachsenen) nach einer Weile als langweilig erscheint und ihnen oft nicht mehr schmeckt. Hinzu kommt, dass auch unsere Essgewohnheiten darunter leiden, wenn wir beim Trinken bereits Kalorien zu uns nehmen, die wir eigentlich erst beim Essen zu uns nehmen sollten. Trinken sollte generell die innere Reinigung des Körpers und eine ausreichende Flüssigkeitszufuhr gewährleisten und sollte uns nicht satt machen.

Schon von klein auf bekommen viele Kinder von ihren Eltern die ungesundesten und oft sehr gesundheitsschädliche Produkte in die Hand gedrückt, und die Kinder vertrauen darauf, dass ihre Eltern wissen, was sie da tun, und für sie nur das Beste wollen, also „lernen" sie dadurch, dass diese Produkte etwas sind, das sie guten Gewissens konsumieren können oder sogar sollen. Und jedes Kind will schließlich seinen Eltern gefallen und deren Zuneigung. Viele dieser Getränke enthalten zusätzlich Zucker, der hochgradig süchtig macht, also bleibt der Getränkeindustrie hierdurch ein weiterer Kunde mit großer Wahrscheinlichkeit ein Leben lang erhalten.

Und natürlich - wie so oft - ist eine weitere Ursache für den riesigen Markt der ungesunden Getränke die von den meisten Menschen viel zu viel konsumierte Fernsehwerbung. Hier werden die verrücktesten Produkte in bunten Farben und „schicken" Verpackungen mit schlau formulierten Werbesprüchen beworben und dabei ein passendes Image mit verkauft, das dem Konsumenten suggeriert, dass er besonders „cool" und überall beliebt sein wird, wenn er regelmäßig dieses ganz spezielle Produkt kauft und konsumiert. Und natürlich wird er oder sie dann auch ganz bestimmt genauso attraktiv aussehen wie das für den Werbespot engagierte atemberaubend wunderschön und gesund aussehende Model. Es wird gelogen, was das Zeug hält, um den Konsumenten davon zu überzeugen, dass der Kauf des beworbenen Produktes eine gute Wahl wäre.

Wenn man dann tatsächlich im Supermarkt ein solches Produkt in die Hand nimmt und versucht herauszufinden, was wirklich drin ist, indem man sich die Mühe macht, die oft erschreckend lange Zutatenliste zu studieren, wird man häufig feststellen, dass man diese kaum lesen kann, da die Schriftgröße so gewählt ist, dass viele Menschen gar nicht in der Lage sind, die winzig kleinen Buchstaben mit bloßem Auge zu erkennen. Und wer trägt schon immer ein Vergrößerungsglas mit sich herum? Sollte es Ihnen jedoch trotzdem gelingen - es soll ja immer noch Menschen mit richtig guten Augen geben -, so eine Zutatenliste zu lesen, werden Sie oft feststellen, dass das Produkt unheimlich viele chemische Stoffe enthält. Neben den wenigen benötigten Zutaten (bei Orangensaft wären dies in erster Linie Orangen), finden sich auf der Zutatenliste verschiedenste künstliche Zusatzstoffe, Geschmacksstoffe, Konservierungsstoffe, Farbstoffe und Gott weiß was noch alles.

Oft finden sich in dieser Liste zusätzlich auch noch reichlich sogenannte E-Nummern (meist jeweils eine dreistellige Zahl hinter einem großen „E"), die als Abkürzung dienen für unaussprechliche und sehr, sehr lange chemische Begriffe, die angeblich aus Platzgründen dort nicht abgedruckt werden können und sicher auch, weil ohnehin kaum jemand weiß, was das für chemische Stoffe sind und was sie im Körper bewirken. Vermutlich dienen diese E-Nummern auch dazu, einen besseren Eindruck beim Konsumenten zu hinterlassen, der sich natürlich denken kann oder wenigstens vermuten könnte, dass Substanzen, die mit langen chemischen Begriffen benannt sind, wahrscheinlich nicht gerade besonders gesundheitsförderlich sind.

Nachdem ich mir all diese Gedanken über die Trinkgewohnheiten der Menschen gemacht hatte, landete ich unweigerlich bei der Frage: Warum und wann trinken die Menschen? Von unserem ursprünglichen Ziel, durch trinken unseren Flüssigkeitsbedarf zu decken, den Reinigungsprozess des Körpers zu unterstützen und für eine optimale Versorgung mit Nährstoffen zu sorgen, haben sich die meisten Menschen im Laufe ihres Lebens offensichtlich meilenweit entfernt. Sobald wir in der Lage sind, feste Nahrung zu uns zu nehmen, können und sollten wir die für unsere Gesundheit benötigten Nährstoffe über die Nahrung aufnehmen, und das Trinken erfüllt mehr und mehr den Zweck der Reinigung und Flüssigkeitszufuhr - zumindest im Idealfall.

Also zurück zu der Frage: Warum und wann trinken die Menschen? Wann entwickeln sie das Verlangen, ein Getränk zu sich zu nehmen? Ja natürlich, manchmal haben sie einfach Durst und trinken im Idealfall etwas Wasser, aber das ist leider die Ausnahme. Ich habe beobachtet, dass viele Menschen zum Beispiel Kaffee oder Schwarztee trinken, wenn sie müde sind, und sich durch die kurzfristig aufputschende Wirkung des suchterzeugenden Koffeins (oder Teins) einen Energieschub versprechen. Viele greifen auch zum Schwarztee beziehungsweise Kaffee, weil sie mit der Zeit einfach süchtig geworden sind und sich einreden, bestimmte Dinge nicht mehr tun zu können, wenn sie keinen Kaffee (oder Tee) trinken. Es gibt Menschen, die können morgens nicht auf die Toilette gehen oder kommen noch nicht einmal aus ihrem Bett heraus, wenn sie nicht gleich nach dem Aufstehen eine Tasse Kaffee trinken. Es gibt Kaffeemaschinen mit eingebautem Timer, die so konstruiert und programmiert sind, dass sie sicherstellen, dass sie ihrem Besitzer zu einer vorprogrammierten Zeit Kaffee kochen, sodass jener diesen dann direkt nach dem Aufstehen konsumieren kann.

Ich habe selbst in meinem Leben eine Zeit erlebt, in der ich jeden Tag zwei Liter Kaffee getrunken habe. Es begann damit, dass das Kaffeetrinken mir bei der Arbeit eine Rechtfertigung dafür gab, mich mal kurz hinzusetzen und mich auszuruhen. Das ist ähnlich wie bei der berühmten Zigarettenpause. Es ist beinahe unmöglich, sich bei der Arbeit einfach mal für ein paar Minuten hinzusetzen, um tief durchzuatmen. Da sind einem böse Blicke und blöde Bemerkungen fast garantiert. Solange man dabei Drogen wie Nikotin und Koffein konsumiert, ist das alles gar kein Problem und jeder zeigt Verständnis. Das ist sozusagen gesellschaftlich anerkannt. Zu jener Zeit war Kaffee bei meinem Arbeitgeber umsonst, und wir konnten davon so viel trinken, wie wir wollten. Und das taten wir dann auch fleißig. Ich war noch sehr jung und hatte keine Ahnung davon, wie sehr der Konsum von Kaffee der Gesundheit schadet.

Als ich dies nach einigen Jahren herausfand, war es ziemlich schwierig, mit dem Kaffeetrinken wieder aufzuhören, aber mit der Hilfe von reichlich Bio-Salbeitee - den ich dann zu jener Zeit auch all meinen Kollegen anbot, um auch ihnen dabei zu helfen, mit dem Kaffeetrinken aufzuhören - habe ich es irgendwann geschafft, die Finger vom Kaffee zu lassen. Meinen letzten Kaffee habe ich vor beinahe zehn Jahren getrunken, als ich mit meinem damals sechsjährigen Sohn und reichlich Gepäck zehn Stunden auf einem Flughafen auf einen Anschlussflug warten musste und dort auf keinen Fall einschlafen wollte. Das hat auch wunderbar funktioniert, außer dass ich von dem Kaffee, den mein Körper inzwischen nicht mehr gewöhnt war, furchtbare Magenkrämpfe bekam. Wenn man das Zeug nämlich nicht gewöhnt ist, kann es einen viele Stunden wach halten und auch zu Herzrasen, erhöhtem Blutdruck und Verstopfung führen. Heute würde ich in einer solchen Ausnahmesituation allerdings lieber einen (!) Guaranasamen essen, da Guarana auch für klare Wachheit sorgt, allerdings nicht so schnell süchtig macht und keine unangenehmen Nebenwirkungen hat.

Wer aufhören möchte, Kaffee zu trinken, sollte auf gar keinen Fall den Fehler machen, diesen durch schwarzen Tee zu ersetzen, da dieser ebenfalls sehr süchtig macht und der Gesundheit schadet. Es hat mich viel Disziplin und Überwindung gekostet, auch mit dem Trinken von schwarzem Tee aufzuhören, aber vor einigen Jahren ist mir Gott sei Dank auch dies gelungen. In meinem Bestreben, möglichst viele selbstzerstörerische Gewohnheiten abzulegen, bin ich inzwischen dazu übergegangen nur noch frisches stilles Wasser zu trinken (Zimmertemperatur) oder frisch gepresste Fruchtsäfte. Hin und wieder trinke ich auch mal einen frisch gepressten Gemüsesaft oder einen Kräutertee. Nach dem Aufstehen trinke ich etwa einen halben Liter selbst hergestelltes Ozonwasser (mit Ozon angereichertes Wasser) und anschließend - sozusagen zum Frühstück - anderthalb Liter Saft, den ich frisch zubereite, entweder aus Wassermelone oder aus Orangen. Da es bei mir zum Mittagessen ein Dutzend Bananen gibt, die wiederum reichlich Flüssigkeit enthalten, weshalb ich sie einfach und schnell in einem Mixer zu einem leckeren, cremigen Pudding verarbeiten kann, ist damit mein Flüssigkeitshaushalt für den Tag bereits ziemlich gut abgedeckt, und ich trinke im weiteren Verlauf des Tages eher wenig.

Aber zurück zu der Frage: Warum und wann trinken die Menschen? Viele Menschen greifen zu einem Getränk aus dem einfachen Grund, weil sie Hunger haben und aus irgendeinem Grund keine Zeit zum Essen, und trinken kann man eben nebenbei. Also greifen sie zu einem oft zuckerhaltigen Getränk, das ihnen wieder für einige Stunden genügend Kalorien (also Energie) liefert, um bis zur nächsten Mahlzeit durchzuhalten. Bei Kindern kommt noch hinzu, dass sie meistens nicht darüber entscheiden können, zu welcher Zeit sie essen, da es in ihrem Leben oft aus organisatorischen Gründen geregelte Zeiten für Mahlzeiten gibt. Zudem haben viele Kinder wenig Einfluss darauf, was im Rahmen dieser Mahlzeiten gegessen wird, und wenn ihnen das Essen nicht schmeckt, essen sie dementsprechend zu wenig und gleichen dann diesen Mangel an Kalorien nach dem Essen durch den Konsum von etwas anderem aus. Und wenn sie dann keine Süßigkeiten finden können, so finden sich doch in den meisten Haushalten im Kühlschrank oder auch in der Vorratskammer reichlich zuckerhaltige Getränke. Über gesunde Ernährung machen sich die meisten Kinder sowieso keine Gedanken. Selbst Erwachsene sind an diesem Thema meistens nicht sonderlich interessiert.

Der menschliche Körper kann einiges aushalten, und es dauert oft viele Jahre, und manchmal sogar Jahrzehnte, bis sich die Auswirkungen einer ungesunden Ernährung wirklich sichtbar zeigen. Und selbst dann werden allzu oft die Zusammenhänge nicht erkannt. Krankheiten wie Krebs und Diabetes entstehen in der Regel über viele Jahre hinweg und machen sich oft erst dann bemerkbar, wenn sie bereits im fortgeschrittenen Stadium sind. Bis zu dem Zeitpunkt, an dem stark spürbare Symptome den Menschen daran hindern, seinen alltäglichen Beschäftigungen nachzugehen, denken die meisten Menschen, dass sie total gesund sind. Das Bewusstsein hierfür müsste theoretisch von den Ärzten oder anderen Menschen in Heilberufen kommen, die aber oft selbst keine Ahnung haben von gesunder Ernährung. Im Grunde sollten unsere Kinder alles Wichtige zu diesem Thema bereits im Kindergarten oder spätestens in der Schule lernen, aber bisher gibt es leider kein Fach „Ernährung und Gesundheit". Im Gegenteil: Viele Schul-Kioske bieten eine schier endlos scheinende Auswahl an ungesunden Snacks und Getränken an.

Oft greifen Menschen auch zu ungesunden Getränken, weil sie sich schlecht oder ungeliebt fühlen und der Konsum von Zucker dafür sorgt, dass sie sich für kurze Zeit gut und geliebt fühlen können. Ich nenne das den „Eiscreme-Effekt". Die meisten Menschen haben in ihrer Kindheit erlebt, dass sie nur dann Eiscreme oder etwas anderes Süßes bekamen, wenn sie brav waren und getan haben, was ihnen gesagt wurde. Etwas Süßes wurde zu etwas Besonderem, das es nur in besonderen Situationen oder auch an besonderen Feiertagen gab. Wenn sie lieb waren, wurden sie mit etwas Süßem belohnt - ein Bonbon, ein Stück oder sogar eine ganze Tafel Schokolade, und wenn man ganz besonders artig war, gab es vielleicht sogar einen Ausflug zur Eisdiele. Das führt dann zu so drolligen Bildern und Szenen, die man manchmal beobachten kann, wenn selbst bei klirrender Kälte im tiefsten Winter ganze Familien in der Eisdiele zusammenhocken und Eiscreme in sich hineinschaufeln als gäbe es kein Morgen mehr.

Im Grunde wird hier schon bei Kindern die Sucht nach Zucker (der nachweislich süchtig macht, also der weiße „raffinierte" Industriezucker) geweckt und gefördert, um anschließend ein Mittel an der Hand zu haben, das den Eltern die Macht gibt, dafür zu sorgen, dass die Kleinen auch immer brav sind und spuren. In diesem Sinne wird hier die oft von den Eltern selbst verursachte Sucht der Kinder dann anschließend genutzt, um gegen die eigenen Kinder vorzugehen und sie auf diese Weise disziplinieren zu können. Wenn die Kinder brav machen, was von ihnen verlangt wird, dann dürfen sie anschließend als Belohnung auch ihre Limo oder

Cola oder was auch immer haben. Und wenn der Nachwuchs dann wieder einmal das ungeliebte und ihm nicht schmeckende Essen verweigern will, dann heißt es: *„Wenn Du brav aufisst, dann darfst Du nachher auch den leckeren Nachtisch haben!"* Wer kennt das nicht? Mein Sohn hat mich früher immer mit großen Augen angeguckt, wenn er Zeuge einer solchen Szene wurde. Er hat in seinem Leben noch nie etwas gegessen, was ihm nicht geschmeckt hat.

Was sich bei alldem im Bewusstsein der Kinder verankert, ist ganz einfach: Wenn ich brav bin, werde ich geliebt und bekomme etwas Süßes. Und wenn ich ganz besonders lieb bin, bekomme ich sogar Eiscreme. Eiscreme beziehungsweise Süßes wird also mit Geliebtwerden in Verbindung gebracht, und das wird so im Unterbewusstsein abgespeichert. Das eine geht nicht ohne das andere. Und im Umkehrschluss bedeutet dies, dass man geliebt wird oder sich zumindest geliebt fühlt, sobald man etwas Süßes im Mund hat. Also greifen viele Menschen, die sich ungeliebt fühlen, sich aber nach Liebe und Geliebtwerden sehnen - scheinbar aber nicht dazu in der Lage sind, sich selbst genug zu lieben, um wenigstens ihren Körper gesundzuerhalten -, zu etwas Süßem. Und schön fühlen sie sich für einen Moment besser und geliebt beziehungsweise liebenswert. Hinzu kommt, dass viele dieser zuckerhaltigen Getränke mit Trinkhalmen angeboten werden, sodass man - während man sich die eher eingebildete Portion Liebe abholt - dabei auch noch wie an Mutters Zitze an einem Trinkhalm saugen kann, was umso mehr das Gefühl von Geliebtwerden und Geborgenheit suggeriert.

Was mich ebenfalls an das Saugen an Mutters Zitze erinnert, ist, wenn ich abends ausgehe und all die Menschen sehe, die alle paar Minuten an ihrer Bierflasche nuckeln oder an irgendeinem anderen (oft alkoholischen) Getränk - wenn sie nicht gerade an einer Zigarette nuckeln. Auch in dieser Situation trinken die Menschen nicht, weil sie durstig sind und ihrem Körper Flüssigkeit oder gar optimal auf ihren Körper abgestimmte Nährstoffe zuführen wollen, sondern entweder aus Unsicherheit - weil sie etwas in der Hand halten müssen, damit sie sich an etwas festhalten können, falls sie gerade einmal ihr Handy aus der Hand gelegt haben, das in Gesellschaft anderer manchmal als störend empfunden wird - oder weil sie einfach irgendetwas konsumieren wollen. Nur wer es sich leisten kann, kann etwas konsumieren, also bedeutet konsumieren im Umkehrschluss für das

Unterbewusstsein, dass man sich etwas leisten kann, also in einem gewissen Sinne „reich" ist. Und jeder will schließlich gerne reich sein, oder?

Ein weiterer Grund, warum viele Menschen (leider nicht nur am Abend und oft auch zu viel) Alkohol trinken, ist, dass sie ihrer ansonsten „zu schmerzhaften" Realität entfliehen wollen. Viele Menschen sind alles andere als glücklich und zufrieden mit ihrer Lebenssituation, und anstatt sich aufzuraffen und daran etwas zu ändern, ertränken sie ihren Frust lieber im Alkohol, der sie „locker" werden lässt, der sie ihre Sorgen für eine Weile vergessen lässt, sodass sie sich für ein paar Stunden glücklich fühlen.

Meine Empfehlung für Sie am Schluss dieses Kapitels lautet: Wenn Sie zu einem Getränk greifen, machen Sie sich bewusst, was Sie da genau trinken wollen, und fragen Sie sich selbst, ob Sie wirklich glauben, dass dieses Getränk gesund und gut für Sie ist und Ihrem Körper Gutes tut. Und wenn Sie die letzte Frage mit *„Ja!"* beantworten können, dann nichts wie rein damit! Genießen Sie es!

ESSEN

Wir alle tun es jeden Tag - sogar mehrmals am Tag -, und doch haben die meisten von uns keine Ahnung, welch einen großen Einfluss die Ernährung auf die Entwicklung unserer Kinder, auf unsere Gesundheit und auf unser Wohlbefinden hat und wie genau eine gesunde Ernährung eigentlich aussieht. Na gut, es gibt einige Menschen, die nicht jeden Tag essen, weil sie hin und wieder fasten, und es soll sogar Menschen geben, die niemals essen, aber die spielen für uns an dieser Stelle keine große Rolle, und es würde den Umfang dieses Buches sprengen, hier darauf einzugehen. Die meisten Menschen kopieren jedenfalls einfach das Essverhalten, was sie zu Hause von ihren Eltern oder Großeltern gelernt haben oder - noch schlimmer - was ihnen die Lebensmittelindustrie über das Fernsehen einredet. Da die meisten der sogenannten Zivilisationskrankheiten wie Krebs, Diabetes und viele andere mit einer fehlerhaften und ungesunden Ernährungsweise zusammenhängen, macht es Sinn, sich genauer anzusehen, was die eigenen Eltern ihr Leben lang gegessen haben und welche Symptome beziehungsweise Krankheiten sie haben, um sich dann bewusst zu machen, ob man sich dieselben Ergebnisse für sich selbst auch wünscht. In meiner Familie gibt es jedenfalls einige Fälle von Krebs und Diabetes...

Wir haben als Menschheit von der Lebensmittelindustrie gelernt, uns von Lebensmitteln zu ernähren, die billig herzustellen und lange lagerfähig sind und diesen Leuten dementsprechend die größtmöglichen Profite bescheren, während sie für den menschlichen Körper von Natur aus völlig ungeeignet und oft sogar gesundheitsschädlich sind. Im Fernsehen werden mit Farbstoffen und künstlichen Zusatzmitteln „angereicherte" Produkte in allen Farben beworben und als gesund angepriesen, während für wirklich gesunde Nahrungsmittel - wie frisches Obst und Gemüse - so gut wie nie Werbung gemacht wird.

Wir werden bewusst krank gemacht und dazu gebracht, Lebensmittel zu konsumieren, die uns nicht nur krank, sondern oft sogar darüber hinaus auch noch süchtig machen, worüber sich dann wiederum die Pharmaindustrie riesig freut, die auf mysteriöse Art und Weise eng mit der Lebensmittelindustrie verflochten ist. Wie jedes andere Lebewesen auf dem Planeten, ist auch der Mensch dafür geschaffen, die Nahrung zu sich zu nehmen, die in seiner natürlichen und „artgerechten" Umgebung wächst und die er in ihrer naturbelassenen Form zu sich nehmen kann. Zu diesen Nahrungsmitteln gehören Früchte, Gemüse, Nüsse, Salate, Wurzeln und Kräuter - und so ziemlich jeder Mensch auf diesem Planeten weiß, dass diese Nahrungsmittel gesund sind. Falls jetzt jemand anmerken sollte, dass bei uns in Deutschland nicht allzu viele Früchte wachsen, so muss ich dem zustimmen. Die „artgerechte" natürliche Umgebung des Menschen setzt ein Klima voraus, bei dem der Mensch auch ohne Kleidung überleben kann, schließlich werden wir nicht mit Kleidung geboren. Und in einer solchen artgerechten Umgebung wachsen in der Regel auch ohne Ende Früchte. Gott sei Dank werden die heutzutage rund um die Welt verschickt, sodass man auch im eher kalten Deutschland Zugang zu artgerechter Nahrung hat und auch dort Bananen kaufen kann.

Die meisten Menschen heutzutage füllen ihren Bauch allerdings mit Lebensmitteln wie Reis, Nudeln und anderen Teigwaren beziehungsweise Getreideprodukten - allesamt Produkte, die lange haltbar sind (was der Lebensmittelindustrie wundervolle Profite einbringt), die man in der Natur aber so nicht findet beziehungsweise in ihrer natürlichen Form nicht konsumieren kann. Oder haben Sie schon einmal davon gehört, dass jemand raus aufs Feld rennt, um ein bisschen Reis oder Weizen zu knabbern? Das ist wohl eher etwas für Nagetiere und auch für Vögel, die von Natur aus mit einem Kropf ausgestattet sind, der sie dazu befähigt, Getreide und Samen auch richtig zu verdauen. Diese Lebensmittel müssen erst denaturiert und erhitzt beziehungsweise zu anderen Lebensmitteln weiterverarbeitet werden, um sie für Menschen überhaupt genießbar zu machen. Zu unserer von der Natur für uns vorgesehenen Nahrung gehören diese von Menschen gemachten Produkte nicht.

Genauso verhält es sich mit allen Milchprodukten. Wenn wir uns an der Natur orientieren, stellen wir fest, dass es außer dem Menschen (und einigen von Menschen domestizierten Haustieren wie Katzen und Hunden, die von Menschen dazu gebracht wurden) in der Natur kein Lebewesen gibt, das artfremde Milch konsumiert. Darüber hinaus hören selbst jene Säugetiere, die die Milch ihrer eigenen Art trinken - ja sogar der Mensch -, damit wieder auf, sobald sie ein bestimmtes Alter und eine gewisse Größe erreicht haben. In der Natur gibt es kein ausgewachsenes Tier, das Milch trinkt. Und das hat - wie alles in der Natur - einen guten Grund! Milch enthält viel Protein und Kalzium und andere Nährstoffe, die für das heranwachsende Säugetier wichtig sind. Sobald es ein bestimmtes Alter erreicht hat, braucht es eine andere Zusammensetzung von Nährstoffen und ernährt sich dementsprechend von der in der Natur auffindbaren und verfügbaren Nahrung. Katzen trinken keine Ziegenmilch, Schweine trinken keine Mäusemilch und Kühe trinken keine Hundemilch. Jedes junge Säugetier trinkt im Normalfall die Milch seiner eigenen Mutter und seiner eigenen Art. Artfremde Proteine haben einen sehr schlechten Einfluss auf die Gesundheit.

Wer mehr über eine gesunde Ernährung und die Folgen der heute üblichen Ernährungsweise lernen möchte - und ich hoffe insgeheim, dass alle meine Leser sich dafür interessieren -, dem möchte ich das Buch *„Die 80/10/10-High-Carb-Diät"* von Dr. Douglas N. Graham empfehlen, das so ziemlich alle Fragen rund um eine gesunde Ernährung beantwortet. Generell ist es gesünder, Nahrungsmittel nicht zu erhitzen, also die ausgewählten Zutaten besser mit einem Mixer zu ansprechenden Gerichten zu verarbeiten, anstatt sie zu kochen oder gar zu braten. Erhitzen führt zu einer nachteiligen Veränderung der chemischen Zusammensetzung der Lebensmittel. Zusätzlich werden wertvolle Nährstoffe wie Vitamine und Mineralstoffe zerstört und gehen verloren. Ich arbeite zur Zeit an einem Rezeptebuch mit mehr als 100 superleckeren rohköstlichen Rezepten für eine gute Gesundheit und ein starkes Immunsystem, um möglichst vielen Menschen den Zugang zu dieser Art von Essenszubereitung zu erleichtern.

Um gesund zu sein, brauchen wir vor allem ein starkes Immunsystem. Unser Immunsystem ist zu 70-80% von unserer Verdauung beziehungsweise von unserer Darmflora abhängig, was bedeutet, dass wir ausreichend viele gesunde Darmbakterien benötigen, um unser Immunsystem und damit unsere Gesundheit aufrechtzuerhalten. Wir alle haben „gute" und „schlechte" Bakterien in unserem Verdauungstrakt - die guten stärken unser Immunsystem, die schlechten schwächen es. Die guten Darmbakterien ernähren sich von pflanzlicher Kost. Der Konsum von tierischen Produkten führt dahingegen zu schlechten Darmbakterien.

Generell tun wir also gut daran, uns möglichst vegan zu ernähren, also keinerlei tierische Produkte wie Milch, Joghurt, Käse, Eier oder gar Fleisch, Geflügel und Fisch zu uns zu nehmen, da diese dem Immunsystem ernsthaft schaden. Wer sich für Gesundheit und ein starkes Immunsystem entscheidet, der tut gut daran, sich vegan zu ernähren oder zumindest vegetarisch. Wer dies nicht will oder noch nicht die Kraft dazu hat, sollte versuchen, dennoch möglichst viel frisches Obst und Gemüse zu konsumieren, vorzugsweise zum Frühstück beziehungsweise auf leeren Magen. Und verurteilen Sie sich bloß nicht dafür, wenn Sie mal etwas essen, von dem Sie wissen, dass es ungesund ist - diesen Fehler habe ich zum Beispiel viel zu lange gemacht -, sondern freuen Sie sich stattdessen über jedes Stück Obst, das Sie essen und über jedes einzelne Mal, wenn Sie sich für etwas Gesundes entscheiden!

Wenn wir ein Glas frisch gepressten Saft trinken oder frisches Obst und Gemüse zu uns nehmen, dann spüren wir gleich, wie diese gesunden Nahrungsmittel uns direkt Energie zur Verfügung stellen. Wir fühlen uns leicht und dynamisch. Ganz anders fühlt es sich an, wenn wir einen Teller Nudeln, ein Reisgericht oder eine Pizza gegessen haben. Da der Körper nun einen Großteil seiner Energie für die Verarbeitung dieser schwer verdaulichen Lebensmittel aufwenden muss, werden wir müde und fühlen uns wie bedröhnt, ähnlich wie nach dem Konsum von Drogen. Genau dieses Gefühl ist auch einer der Gründe, warum diese schwere und schwer verdauliche Kost so beliebt ist. Während unser Körper auf Hochtouren läuft, um diese unnatürlichen Lebensmittel irgendwie so gut wie möglich zu verdauen, fühlen wir uns voll und müde und wie bedröhnt, und wir denken nicht mehr über irgendwelche Probleme nach, die uns zuvor beschäftigt und belastet haben. Wir lenken uns selbst von unseren Problemen und oft unangenehmen Herausforderungen unseres täglichen Lebens ab, indem wir unseren Körper dazu zwingen, die ihm zur Verfügung stehende Energie ganz und gar für die Verdauung zu verwenden.

Wenn wir unsere Mahlzeiten bewusster gestalten möchten, ist es allerdings nicht nur von Belang, *was* wir essen, sondern auch, *wie* wir essen und wie wir unser Essen zubereiten. Der Japaner Masaru Emoto hat mit seinen Forschungen, die meiner Meinung nach von unschätzbarem Wert sind, unter anderem bewiesen, dass es einen immensen Unterschied macht, wenn wir unser Essen segnen beziehungsweise in welcher Stimmung wir unser Essen zubereiten. So sollten wir nach Möglichkeit niemals Essen zubereiten, wenn wir traurig, wütend oder gar aggressiv sind. Die Energie, die wir aussenden, überträgt sich auf unsere Nahrung, und wir nehmen diese anschließend beim Essen wieder auf. Daher macht es Sinn, dafür zu sorgen, sich vor der Zubereitung einer Mahlzeit in eine gute Stimmung zu versetzen. Eine kurze Meditation oder Atemübungen können hier hilfreich sein. Ich persönlich höre gerne Musik, wenn ich Essen zubereite, und singe - zum Leidwesen aller Nachbarn in der Umgebung - gerne lauthals mit. Manchmal tanze ich sogar dabei.

Wenn wir in Liebe und mit einer guten Stimmung unser Essen zubereiten, überträgt sich diese Energie auf unsere Nahrung und kommt so wiederum unserem Körper und unserer Gesundheit zugute. Nachdem wir unser Essen in Liebe zubereitet haben, sollten wir es dann natürlich auch in Frieden zu uns nehmen, also vermeiden Sie es, während der Mahlzeiten Diskussionen oder unangenehme Gespräche zu führen - wieder so eine Unart unserer ach so zivilisierten Hochkultur. Das kann wirklich warten bis nach dem Essen.

Auch gründliches Kauen ist von unschätzbarem Wert für die Gesundheit. Beim Kauen wird über den Speichel analysiert, welche Säuren das Verdauungssystem produzieren muss, um die Nahrung möglichst effektiv zu verdauen. Wenn wir beispielsweise einen Apfel essen, so ist dieser wesentlich leichter verdaulich als ein Obstsalat, der Früchte mit verschiedenem Säuregrad enthält und die Produktion vieler verschiedener Säuren erfordert, um die Verdauung zu gewährleisten. Dementsprechend schwerer hat es der Körper dann bei einem Gericht mit vielen verschiedenen Zutaten oder gar einem Fünf-Gänge-Menü. Je gründlicher wir unser Essen kauen desto besser. Ich persönlich habe mich daran gewöhnt, mein Essen immer so lange zu kauen, bis es nichts mehr zu kauen gibt. Dadurch esse ich zwar viel langsamer als die meisten Menschen, da ich allerdings immer nur das esse, was mir wirklich gut schmeckt, ist das überhaupt kein Problem, denn ich kann den leckeren Geschmack durch das gründliche Kauen umso länger genießen.

Hinzu kommt, dass es etwa zwanzig Minuten dauert, bis sich bei einer Mahlzeit ein Sättigungsgefühl einstellt, was dazu führt, dass Menschen, die schnell essen und ihre Nahrung nur unzureichend kauen, dazu neigen, sich zu überessen und unnötig an Gewicht zuzulegen. Auch empfiehlt es sich, nach Möglichkeit nicht nach festen Zeiten zu essen, sondern immer nur dann, wenn wir wirklich hungrig sind.

ZÄHNEPUTZEN

Nach dem Essen kommt natürlich das Zähneputzen! Als ich klein war, mochte ich Zähneputzen überhaupt nicht, aber so geht es wahrscheinlich den meisten von uns. Inzwischen genieße ich das Zähneputzen richtig - erst die sanfte Massage, dann der leckere Geschmack und anschließend das unbeschreiblich gute Gefühl, einen richtig sauberen Mund zu haben.

Ich habe mich einmal ein paar Monate sehr intensiv mit dem Thema Zähneputzen beschäftigt und dabei sehr viel Neues gelernt. Es ist tatsächlich am besten, wenn wir wirklich nach jeder Mahlzeit beziehungsweise jedes Mal, wenn wir etwas gegessen haben, unsere Zähne putzen. Genaugenommen sollten wir sogar jedes Mal, wenn wir etwas anderes als Wasser zu uns genommen haben, unsere Zähne putzen, also auch und vor allem nach zuckerhaltigen Getränken, da der darin enthaltene Zucker natürlich auch beim Trinken ebenso seine Spuren hinterlässt. Dies ist nur ein Grund mehr, zuckerhaltige Getränke zu meiden. Wenn wir gerade unterwegs sind und uns die Zähne nicht putzen können, reicht oder zumindest hilft es auch, den Mund einfach mal gründlich mit Wasser durchzuspülen. Wer nicht zigmal am Tag seine Zähne putzen will, sollte sich die sogenannten Zwischenmahlzeiten und Snacks sowie das ständige Trinken von süßen Getränken abgewöhnen. Ich selbst putze mir dreimal am Tag die Zähne - erst morgens, dann nach dem Mittagessen und dann wieder nach dem Abendessen.

Wir alle haben Bakterien im Mund, und das ist auch völlig in Ordnung, solange es nicht zu viele werden. Wenn wir etwas gegessen haben, dann machen diese Bakterien sich sozusagen über die Reste her. Leider produzieren diese Bakterien dabei Säuren, die unseren Zähnen schaden, und der einzige Weg, dies zu verhindern, ist eben das Zähneputzen. Daher ist es wichtig, direkt nach dem Essen die Zähne zu putzen, wenn es irgendwie möglich ist, denn diese Bakterien warten nicht und legen gleich los. Man kann sich das gut vorstellen, wenn man diese Bakterien mit Ameisen vergleicht. Wenn Sie im Sommer beim Picknick etwas Süßes herumliegen lassen, werden sich in Windeseile Ameisen einfinden und sich darüber hermachen. Genauso wie wir nichts Süßes herumliegen lassen sollten, sollten wir auch keine Essensreste in unserem Mund „herumliegen" lassen. Ihren

Teller waschen Sie ja auch nach dem Essen ab, oder zumindest möchten Sie, wenn Sie etwas essen, nicht von einem schmutzigen Teller essen, sondern von einem sauberen. Dasselbe sollte auch für Ihre Zähne gelten.

Wenn die Anzahl der Bakterien in unserem Mund nicht sehr hoch ist, hält sich das alles in Grenzen und unser Speichel hilft dabei, die Säure so gut es geht zu neutralisieren. Bei den meisten Menschen ist der Säuregrad des Speichels allerdings viel zu hoch und eher bedenklich, um es vorsichtig auszudrücken. Eine Übersäuerung des Körpers ist ein sehr weit verbreitetes Phänomen heutzutage, und das gilt ebenso für den Mundraum.

Nun, nachdem wir jetzt festgestellt haben, wie wichtig es ist, nach jeder Mahlzeit die Zähne zu putzen, müssen wir nur noch verstehen, wie wichtig es ist, sie auch wirklich richtig gründlich zu putzen. Die meisten Menschen tun sich ein bisschen Zahnpasta auf die Zahnbürste, schrubben dann mal kurz über ihre Zähne, und sobald sie ein bisschen Schaum im Mund haben, spucken sie aus und meinen, sie hätten jetzt ihre Zähne gut geputzt, als ob die Zahnpasta den Rest von selbst erledigen würde. Zur gründlichen Zahnpflege gehört allerdings ein bisschen mehr als das.

Zuallererst macht es Sinn, sich einmal Gedanken darüber zu machen, womit man sich da eigentlich die Zähne putzt. Welche Inhaltsstoffe hat diese Zahnpasta, die Sie benutzen? Häufig befinden sich in Zahncreme nämlich Inhaltsstoffe, die alles andere als gut sind für unsere Gesundheit, und oft finden sich neben Zucker und Fluorid auch noch viele andere ungesunde Zutaten. Ich persönlich benutze schon seit sehr vielen Jahren keine Zahnpasta mehr. Ich habe in den letzten Jahren viele verschiedene Alternativen ausprobiert und putze mir die Zähne inzwischen mit einer Mischung aus Himalaya Kristallsalz, Natron (Natriumhydrogencarbonat) und Xylitol, wobei Letzteres aus Birkenrinde oder Mais gewonnen wird und wegen seinem süßen Geschmack auch als Zuckerersatz Verwendung findet. Himalaya Kristallsalz wirkt desinfizierend und enthält eine Menge Mineralstoffe, die gut für die Zähne sind, Natron neutralisiert den pH-Wert im Mund und Xylitol kümmert sich um die Bakterien. Anfangs habe ich dieses Pulver in Amerika bestellt (mizar5.com), aber inzwischen bin ich dazu übergegangen, es selbst herzustellen. Ich habe einen sehr starken Mixer, mit dem ich alle Zutaten zu feinstem Pulver verarbeiten kann. Anschließend fülle ich das Pulver in eine kleine Glasflasche, und wenn ich mir die

Zähne putze, schütte ich mir einfach ein wenig von diesem Pulver auf die Hand. Man kann sich die Zähne aber auch einfach nur mit Natron putzen oder mit einer Salzsole aus Himalaya Kristallsalz oder auch nur mit Xylitol.

Das Wichtigste beim Zähneputzen ist allerdings nicht, womit wir putzen, sondern dass wir auch wirklich lange genug und vor allem richtig gründlich putzen, und zwar nicht kräftig schrubben, sondern einfach sehr gründlich Zahn für Zahn richtig gut putzen, am besten mit einer Zahnbürste mit weichen Borsten. Wenn die Zähne sauber sind, sollten wir reichlich und gründlich ausspülen und dann auch an die Zunge denken, denn auch dort finden sich Speisereste in flüssiger Form, die sich anschließend wieder im ganzen Mund verteilen, wenn wir sie nicht entfernen. Das kann man entweder auch mit der Zahnbürste machen oder noch besser mit einem Zungenreiniger, mit dem man diese Flüssigkeit von der Zunge schaben kann. Ich mache beides und bin jedes Mal überrascht, wie viel da noch auf der Zunge zu finden ist.

Um jetzt den Mund richtig gründlich sauber zu bekommen, sollte man zusätzlich mindestens einmal am Tag Zahnseide verwenden und damit gründlich die Zahnzwischenräume reinigen, und zwar nicht mit diesen Mini-Dingern am Plastikstiel, die nur ein Fitzelchen Zahnsseide haben, mit dem man dann die Essensreste beziehungsweise die Bakterien lediglich von der einen Stelle zur nächsten bringt und überall im Mund verteilt, dafür aber eine Unmenge von Plastikmüll produziert, sondern mit der „Meterware". Je breiter die Zahnseide ist, desto besser lassen sich die Zähne damit reinigen. Es gibt viele verschiedene Sorten von Zahnseide, und oft wird sie sogar mit Minz-Geschmack angeboten. Da ich persönlich immer sehr kritisch bin, was irgendwelche Zusätze angeht und ich nicht genau weiß, wie und mit was genau dieser Geschmack auf die Zahnsseide kommt, benutze ich lieber die Zahnseide ohne Geschmack. Ich brauche jedes Mal einen ganzen Meter davon, um wirklich alles richtig sauber zu bekommen. Und auch hier bin ich jedes Mal wieder überrascht, was sich da noch so alles findet.

Am Ende sollten wir den Mund nochmals reichlich und ganz gründlich ausspülen und dann mit der Zunge nochmals ganz genau fühlen, ob auch wirklich alles sauber und glatt geputzt ist. Und wenn alles schön sauber ist, desinfiziere ich meinen Mund mit Kolloidalem Silber, aber man kann auch einfach Salzwasser nehmen stattdessen.

Das klingt jetzt alles vielleicht furchtbar kompliziert und aufwendig, ist aber mit ein wenig Übung und Routine schnell erledigt. Und wer sich einmal daran gewöhnt hat, mehr oder weniger immer einen richtig sauberen Mund zu haben, der will das Gefühl nach einer Weile nicht mehr missen, denn es fühlt sich einfach herrlich an.

Der kanadische Gesundheitsspezialist und Autor Frédéric Patenaude hat sich mit diesem Thema sehr intensiv befasst und das geniale Buch *„How to Heal & Prevent Dental Disasters"* geschrieben, das allerdings bisher leider nur in Englisch erhältlich ist. Allen Lesern, die der englischen Sprache mächtig sind, möchte ich es hier dennoch wärmstens empfehlen.

Etwa 3% der Menschen haben niemals Probleme mit ihren Zähnen, und zwar hat das mit ihrer Genetik zu tun - die Glücklichen! Denken Sie daran, falls Sie mal so einen Spezi treffen, der meint, Ihnen empfehlen zu müssen, die Zähne einfach gar nicht mehr zu putzen oder Ähnliches, weil das bei ihm vielleicht prima funktioniert. Die Chance ist groß, dass er dann einer von diesen glücklichen 3% ist. Die meisten von uns haben allerdings im Laufe des Lebens so einige Probleme mit den Zähnen, und mit der richtigen Zahnpflege lässt sich hier einiges wesentlich verbessern.

Meine geliebte Oma nannte ihren Mund immer ihr Esszimmer. Also: Kümmern Sie sich gut um Ihr Esszimmer und halten Sie es immer schön sauber! Auf diese Weise können Sie sich eine Menge Ärger, Schmerzen und unangenehme Überraschungen ersparen!

TELLERWASCHEN

In meinen Teenager-Jahren verbrachte ich den Großteil meiner Freizeit mit meiner besten Freundin Uschi. Wir machten einfach alles zusammen - und natürlich auch den Abwasch. Eines Tages fiel mir auf, dass Uschi die Teller nur auf der Oberseite abwusch. Als ich sie darauf ansprach, meinte sie: *„Die andere Seite benutzen wir doch nicht."* Nachdem ich sie darauf aufmerksam gemacht hatte, dass die Unterseite trotzdem schmutzig wird - spätestens beim Übereinanderstapeln der schmutzigen Teller -, wusch sie fortan beide Seiten gründlich ab. Lachen Sie ruhig! Wir waren Kinder, und wir lernten voneinander und halfen uns gegenseitig. Ich bin sehr dankbar für diese Erinnerungen. Heute noch denke ich jedes Mal, wenn ich beim Tellerwaschen die untere Seite eines Tellers säubere, an die Zeit mit meiner geliebten Freundin, mit der ich so viele Erinnerungen von unschätzbarem Wert teile.

Während ich aufwuchs lief bei uns zu Hause das Tellerwaschen folgendermaßen ab: Der Abwasch wurde gemeinsam erledigt, wobei einer abspülte, während der andere das Abtrocknen übernahm. Das Spülbecken wurde mit heißem Wasser gefüllt und mit etwas Geschirrspülmittel. Alle Teller, Gläser und das Besteck wurden ins Spülbecken getan, und dann wurde ein Teil nach dem anderen abgespült und zum Abtropfen auf die Abtropffläche gelegt, auf der sich nach einer Weile reichlich Schaum ansammelte. Ich fand es immer furchtbar eklig, in dem Spülbecken mit meiner Hand nach dem Besteck zu tauchen, da einige Essensreste im Wasser umherschwammen, ich aber durch den vielen Schaum von dem Geschirrspülmittel nichts sehen konnte. Hin und wieder griff ich in ein Messer und verletzte mich. Nachdem der Schaum größtenteils heruntergelaufen und das Geschirr ein wenig abgetropft war, wurde dann alles mit einem Küchenhandtuch abgetrocknet und in den Schrank geräumt.

Schon damals fragte ich mich, ob es nicht besser wäre, alles noch einmal mit klarem Wasser abzuspülen, um das Spülmittel wieder loszuwerden, aber meine Mutter wollte das nicht, da sie davon überzeugt war, dass die geringen Spuren von Spülmittel, die auf dem Geschirr verblieben, uns nicht schaden würden, und weil sie uns beibringen wollte, Wasser zu sparen. Später - als es so etwas endlich zu kaufen gab - benutzte meine Mutter immer Bio-Geschirrspülmittel, und heute übernimmt bei ihr eine Spülmaschine den Abwasch, was sehr wassersparend ist, wie mir versichert wurde.

Als ich später meinen ersten eigenen Haushalt hatte, benutzte auch ich Bio-Geschirrspülmittel, allerdings wusch ich meine Teller und das Besteck unter fließendem Wasser ab, sodass das Geschirrspülmittel wieder abgewaschen war, bevor ich das Geschirr abtrocknete. Es mag sein, dass die Wasserrechnung durch diese Vorgehensweise etwas höher ausfällt, aber Gott sei Dank konnte ich mir das immer leisten. Davon abgesehen glaube ich, dass die ganze Hysterie ums Wassersparen völlig übertrieben ist. Das Wasser auf dem Planeten wird ja nicht weniger, nur weil ich beim Abspülen mehr benutze, und das „gesparte" Wasser kommt auch nicht irgendeinem Kind in Afrika oder Indien zugute, das vielleicht keinen Zugang zu sauberem Wasser hat.

Der Wasserkreislauf umfasst alles Wasser der Welt, das - wie der Name schon sagt - im Kreis läuft. Das Wasser wird also nicht verbraucht, sondern lediglich genutzt und landet auf einem der unzähligen Wege wieder im Wasserkreislauf. In den Wasserklärwerken muss dem ungefilterten Abwasser teilweise sogar Frischwasser zugefügt werden, damit man die Brühe überhaupt filtern kann. Es geht also nicht so sehr darum, wie viel Wasser wir nutzen, sondern viel mehr darum, wie wir damit umgehen, was wir damit machen und wie wir es behandeln. Es macht also Sinn, möglichst wenig Geschirrspülmittel, Seife, Waschmittel und so weiter zu benutzen - und natürlich idealerweise Bio-Produkte -, um das Wasser so wenig wie möglich zu belasten. Als Kind habe ich Wasser vor allem als Produkt empfunden, das immer weniger wird. Heute ist das Wasser mein Freund, der immer für mich da ist und für mich sorgt und dem ich mein Leben verdanke und der seine schützenden Arme um den ganzen Planeten erstreckt und den ich selbstverständlich in jeder Situation mit ganz viel Respekt und Liebe behandeln will.

Heutzutage habe ich gar kein Geschirrspülmittel mehr im Haus. Ich ernähre mich hauptsächlich von fettarmer Rohkost, von frischem Obst und Gemüse, und verwende bei meinen Rezepten kein Öl. Meine Teller und Schüsseln werden auf diese Weise erst gar nicht fettig und klebrig, und es reicht völlig, sie unter fließendem Wasser gründlich abzuwaschen. Wenn ich mal koche, wobei ich dann auch Öl benutze (frisch gepresstes Kokosnussöl von den Frauen in der Nachbarschaft hergestellt), sodass ich am Ende fettige Teller und einen fettigen Topf zu spülen habe, dann schneide ich einfach eine frische Zitrone auf und nutze den Zitronensaft, um das Fett abzuwaschen. Das klappt wunderbar und belastet in keiner Weise den Wasserkreislauf unseres wunderschönen Planeten.

ARBEITEN

Die Auswahl unserer Ausbildung beziehungsweise beruflichen Laufbahn hat einen riesigen Einfluss auf den weiteren Verlauf unseres Lebens, daher macht es Sinn, sich ganz genau zu überlegen, was man beruflich machen will. Oft wird diese Entscheidung zu einem großen Anteil von den Eltern getroffen oder die betreffende Person zumindest deutlich in eine bestimmte Richtung gedrängt. Allzu oft spielt dabei vor allem der gute Ruf und das Ansehen der Familie beziehungsweise Prestige eine viel zu große Rolle, und es wird versucht, das Kind dazu zu bringen, möglichst einen (im bestehenden System) „hoch angesehenen" Beruf zu erlernen, der natürlich auch sehr gut bezahlt werden muss, wobei Letzteres bestimmt eine gute Sache ist. So können Mami und Papi dann stolz sein auf ihren ach so erfolgreichen Nachwuchs, der sich leider viel zu oft zu einem sehr unglücklichen (V)Erwachsenen entwickelt, der einer Tätigkeit nachgeht, die ihn nicht glücklich macht, weil sie ihm keinen Spaß macht oder er keinen Sinn darin sieht.

Viele Menschen identifizieren sich mit ihrem Beruf und verbringen einen Großteil ihrer Zeit damit, daher ist es von Vorteil, die Entscheidung, womit wir unser Geld verdienen wollen, ganz bewusst zu fällen. Es sollte auf jeden Fall etwas sein, was wir gerne tun, sodass wir unsere Arbeitszeit genießen können. Im Englischen gibt es den Spruch: *„If you do what you LOVE, then you never work a day in your life."* Übersetzt ins Deutsche heißt das: *„Wenn Du einer Tätigkeit nachgehst, die Du liebst, dann musst Du nicht einen Tag Deines Lebens arbeiten."* Die Qualität der Energie, die wir aussenden, entspricht immer der Qualität jener Energie, die wir empfangen, daher sollte unsere berufliche Tätigkeit etwas sein, was uns selbst und anderen Freude bringt und Gutes bewirkt, sodass wir diese Energien in unserem Leben verstärken.

Ich erinnere mich noch an meine Schulzeit und an die ganzen Abiturienten, die – nachdem sie von klein auf ihre Zeit in der Schule verbracht hatten, wo man ihnen von Anfang an immer gesagt hatte, was sie zu tun und zu lassen hatten, während sie alle mehr oder weniger dasselbe gelernt hatten – plötzlich vor der Entscheidung standen, was sie denn nun beruflich machen wollten. Die allermeisten von ihnen hatten keine Ahnung, was sie machen wollten, da es in all den Jahren nie darum ging, welche Interessen oder Talente sie selbst haben, sondern nur darum, bei standardisierten Prüfungen die von ihnen erwarteten Ergebnisse zu erzielen. Die meisten entschieden sich dafür, zur Universität zu gehen und dort irgendetwas zu studieren, was ihnen interessant erschien. Schließlich war es das Einzige, das sie kannten: jeden Morgen zu einer Institution pilgern, um dort etwas auswendig zu lernen, um später die entsprechenden Prüfungsfragen erwartungsgemäß zu beantworten.

Wenn ich mich heute mit jemandem unterhalte, der beruflich eine neue Richtung einschlagen will und mir offenbart, dass er keine Ahnung hat, was er machen soll, dann frage ich immer: *„Wenn Du Dir keinerlei Sorgen um Geld machen müsstest, weil Du genügend davon hast, um für alles Nötige zu sorgen, was würdest Du dann mit Deiner Zeit anfangen?"* Die Antwort auf diese Frage hilft uns dabei herauszufinden, was die betreffende Person wirklich gerne tut beziehungsweise wo ihre Talente liegen.

Ich selbst machte zum Beispiel bereits in der Grundschule keine oder nur sehr wenig Fehler bei Diktaten. Wenn ein Wort falsch geschrieben war, sah es für mich schon immer komisch aus und fiel mir daher gleich auf. Generell habe ich sehr gerne geschrieben. Ich war noch sehr jung, als mein Bruder uns damals den ersten Computer - einen C64 - ins Haus brachte, und als er mir ein Programm zeigte, mit dem man Blindschreiben lernen konnte, war ich gleich Feuer und Flamme und tippte einen Tag lang stundenlang, bis ich so gut wie fehlerfrei und ziemlich schnell geworden war. In der Schule zeigte sich klar, dass mir alles, was mit Sprache zu tun hatte, viel Spaß machte, und meine Lieblingsfächer waren Deutsch, Englisch, Französisch und Russisch, und ich war gerade einmal um die zehn Jahre alt, als ich damit begann, in meiner Freizeit Spanisch zu lernen, weil mir diese Sprache so sehr gefiel. Die naturwissenschaftlichen Fächer interessierten mich nicht so sehr, obwohl ich auch hier befriedigende Ergebnisse erzielte.

Auch ich wusste damals nicht wirklich, was ich später beruflich machen wollte, aber mir war schon früh klar, dass ich jedenfalls nicht auf eine Universität gehen wollte, um dort zu studieren, wie man es von Schülern, die auf ein Gymnasium gehen, in der Regel erwartet. Die Schulzeit fand ich ziemlich langweilig, und es fiel mir schon damals schwer, mich jemand anderem oder gar einem ganzen System unterzuordnen. Für mich war es schon immer das Wichtigste, frei zu sein und selbst über mein Leben bestimmen zu können. Mir war klar, dass ich, um das zu erreichen, so schnell wie möglich mein eigenes Geld verdienen musste. Mit 15 fing ich an, nach der Schule und in den Ferien verschiedene Jobs auszuprobieren, um mein erstes eigenes Geld zu verdienen und herauszufinden, welche Arbeit mir Spaß machte. Da in Deutschland, im Gegensatz zu vielen anderen Ländern, Schulzwang herrscht, war ich gezwungen, bis zu meinem achtzehnten Lebensjahr eine Schule zu besuchen oder aber eine Berufsausbildung zu beginnen und dann in diesem Rahmen regelmäßig die Berufsschule zu besuchen.

Als ich 17 Jahre alt war, beschloss ich, von zu Hause auszuziehen. Ich lebte ein halbes Jahr bei meinem damaligen Freund, fand dann eine kleine Wohnung und hatte fortan Miete zu zahlen. Also begann ich eine Ausbildung zur Bürokauffrau. Das Geld, das die Ausbildungsstätte mir zahlte, reichte hinten und vorne nicht, also brach ich die Ausbildung nach ein paar Monaten wieder ab und suchte mir besser bezahlte Arbeit. Bis zu meinem 18. Lebensjahr musste ich wegen dem bestehenden Schulzwang einmal pro Woche in einer Institution einen völlig sinnlosen Schultag absolvieren. Die Unterrichtsfächer waren „Kochen", „Nähen" und „Blindschreiben". Da ich all dies schon konnte, lernte ich in dieser Zeit vor allem, wie sinnlos doch so manche Regeln in unserem System sind. Da ich schon früh blindschreiben gelernt hatte und damals schon sehr schnell tippen konnte, arbeitete ich fortan als Schreibkraft in verschiedenen Büros. Weil ich sehr gut organisieren konnte, konnte ich schon bald als Sekretärin arbeiten und dank dem System der „Zeitarbeitsfirmen" damals schon sehr gut Geld verdienen, auch ohne offizielle Ausbildung. Da ich meine Arbeit gut erledigte, fragte mich niemand, ob ich eine entsprechende Ausbildung hatte.

Irgendwann beschloss ich, mich selbstständig zu machen und freiberuflich Büroarbeiten für verschiedene Firmen und Organisationen zu übernehmen. So hatte ich wesentlich mehr Freiheit und konnte meine Arbeitszeit selbst bestimmen und auch die Tätigkeiten selbst aussuchen. Zu meinen Kunden gehörte auch ein Verlag, der eine zweimonatliche Zeitschrift herausbrachte. Ich übernahm zuerst Tipparbeiten und konnte nach einer Weile eigene Buchbesprechungen schreiben, was mir sehr leicht fiel, da ich damals schon sehr gerne gelesen und geschrieben habe. Im Laufe der Zeit stellte der Chefredakteur fest, dass ich sehr gut im Korrekturlesen war, und er bot mir an, die ganze Zeitschrift korrekturzulesen, was ich auch gerne tat. Nach einiger Zeit bot er mir sogar an, selbst Chefredakteur zu werden, aber ich traute mir das damals nicht zu, da ich gar nicht wusste, was das genau bedeuten würde und ob ich der Verantwortung und all den Aufgaben, die mit dieser Tätigkeit einhergingen, gewachsen sein würde. Ich arbeitete lieber weiterhin im Hintergrund.

Durch die Arbeit bei dieser Zeitschrift lernte ich eines Tages durch eine Buchbesprechung und ein anschließendes Interview Jan kennen, der damals schon Bücher verlegte und auch selbst schon einige geschrieben hatte. Wir mochten uns auf Anhieb, und als er sein nächstes Buch *„Die Kinder des neuen Jahrtausends"* fertig geschrieben hatte, schickte er mir das Manuskript zu und wollte wissen, was ich davon hielt. Es gefiel mir sehr gut, und ich liebte dieses Buch von Anfang an. Allerdings fielen mir einige Rechtschreibfehler auf, und ich rief ihn deshalb an, um ihn zu fragen, ob ich mir dazu Notizen machen sollte. Er lehnte das dankend ab, da er schon einen professionellen Lektor engagiert hatte, der sich um die Korrekturen kümmern sollte. Ich bat Jan, die entsprechenden Stellen zumindest unterstreichen zu dürfen, da ich sie ja ohnehin sah, und er willigte ein. Als ich ihm die ersten Seiten zugesandt hatte, rief er mich an und bat mich darum, das ganze Buch korrekturzulesen, da ich viel mehr Fehler fand als sein professioneller Lektor. Das Ganze ist jetzt mehr als 20 Jahre her, und in der Zwischenzeit habe ich einige Dutzend Bücher für ihn korrigiert, und wir arbeiten auch weiterhin zusammen.

Interessant ist in diesem Zusammenhang noch die Tatsache, dass ich Jans Bücher auch schon gelesen hatte, bevor ich ihn persönlich kannte. Und so manches Mal hatte ich beim Lesen gedacht: *„Ich wünschte, ich könnte die Bücher lesen, bevor sie gedruckt werden. Dann könnten wir die Rechtschreibfehler noch korrigieren."* Aber nie hatte ich versucht, das auch tatsächlich in die Tat umzusetzen und Kontakt mit dem Verlag aufzunehmen, da ich ja schließlich keine entsprechende Ausbildung hatte. Im Grunde haben wir es also dem Herausgeber dieser zweimonatlichen Zeitschrift zu verdanken, dass er eines Tages einen Artikel schrieb, in dem er Jans Buch *„Der Dritte Weltkrieg"* erwähnte, was am Ende dazu führte, dass wir uns persönlich kennenlernten. Das Leben präsentiert uns immer wieder Gelegenheiten, und wenn wir aufmerksam und offen sind - und nicht in irgendeiner täglichen und stressigen Routine gefangen -, dann können wir diese Geschenke des Lebens wahrnehmen und dankbar annehmen.

Warum erzähle ich das alles? Das Talent, das sich bereits in der Grundschulzeit in meinem ersten Schuljahr gezeigt hat - keine oder wenig Fehler bei Diktaten -, hat sich später zu meinem Beruf entwickelt (und zwar ohne Germanistik zu studieren, was in der Regel gefordert wird, wenn man diesen Beruf ausüben möchte), und es gibt für mich nichts Schöneres als bei der Entstehung eines guten Buches mitzuhelfen, das das Leben vieler Menschen bereichert. Schon früh war mir klar, dass ich selbst einmal ein Buch schreiben würde - auch wenn ich damals noch keine Ahnung hatte, worum es dabei gehen würde oder wann das geschehen würde. Ich wusste es einfach.

Ein weiteres Talent, das sich schon in den Grundschuljahren zeigte, war die Fähigkeit, meinen Mitschülern Dinge zu erklären. Damals gab es ab der dritten Klasse Religionsunterricht, der sich allerdings nur auf das Christentum bezog und daher eher etwas für die evangelischen und katholischen Mitschüler war. Die Eltern der moslemischen Kinder wollten nicht, dass ihre Kinder an diesem Unterricht teilnahmen, und da ich selbst niemals irgendeiner Religion angehörte und auch nicht am Religionsunterricht teilnehmen wollte, stellte sich damals die Frage, was mit mir und den moslemischen Kindern in der Zwischenzeit geschehen sollte. Kurzerhand wurde der sogenannte „Förderunterricht" ins Leben gerufen, während dem den Kindern die Möglichkeit gegeben wurde, Unterrichtsinhalte, die sie nicht verstanden hatten, noch einmal von der Lehrerin erklärt zu bekommen.

Da ich in der Grundschule eine sehr gute Schülerin war, wurde mir diese Unterrichtsstunde ziemlich schnell langweilig, und ich begann damit, anderen Kindern zu helfen und ihnen Zusammenhänge zu erklären, die sie bisher nicht verstanden hatten. Das machte mir sehr viel Spaß, und ich lernte schnell, dass die anderen Kinder meine Erklärungen viel besser verstanden als die der Lehrerin. Zu dieser Zeit nahm ich mir vor, später selbst Lehrerin zu werden. Als ich älter wurde, wurde mir dann klar, dass das vor allem bedeutete zu versuchen, Kindern Dinge beizubringen, die sie oft gar nicht wissen wollen, da sie in dem Moment kein Interesse an den jeweiligen Unterrichtsinhalten haben. Zwar gab ich damals den Wunsch auf, Grundschullehrerin zu werden, allerdings kann ich dieses Talent, Dinge gut erklären zu können, heute dadurch ausleben, dass ich Bücher korrigiere und auch selbst schreibe und auf diese Weise Menschen, die am jeweiligen Thema interessiert sind, die Themen näherbringen, die ich für wichtig halte. Schon immer habe ich es geliebt zu lernen und dann mein Wissen mit anderen zu teilen, und daran hat sich bis zum heutigen Tage nichts geändert.

Mein Sohn zeigte zum Beispiel schon sehr früh ein sehr ausgeprägtes Interesse an Musik und begann mit sieben Jahren, Schlagzeug zu spielen. Als er neun Jahre alt war, begann er dann, Gitarre zu spielen, und seit seinem zwölften Lebensjahr verdient er Geld damit, entweder als Schlagzeuger oder als Gitarrist aufzutreten. Er tut, was er am liebsten tut, und verdient dabei sein Geld.

Genau wie ich liest auch er sehr gerne, aber sein Geld verdient er lieber mit Musik. Wenn ein Kind gefragt wird, womit es später einmal Geld verdienen möchte, und es sagt *„mit lesen"* oder *„mit Musik machen"*, wird so etwas oft nicht ernstgenommen und gesagt, dass das keine richtigen Berufe sind oder dass man damit kein Geld verdienen kann. Aber genau das stimmt nicht und ist meiner Meinung nach eine völlig falsche Herangehensweise, da man so die Hoffnungen und Träume und mitunter sogar die Talente des Kindes unterdrückt oder sogar zerstört. Man kann mit allem Geld verdienen. Wichtig ist, dass man etwas richtig gerne und von Herzen tut, was dazu führt, dass man es dann automatisch auch sehr gut macht. Und genau das ist es auch, was unsere Gesellschaft dringend braucht: Menschen, die ihre Arbeit lieben und mit der dementsprechenden Qualitätsarbeit auf ganz individuelle Weise die Gesellschaft bereichern. Was wir nicht brauchen sind durchschnittliche Fachidioten, die ihren Job hassen und den ganzen Tag nur schlechte Energie aussenden und dabei schlechte Arbeit verrichten, während sie auf die Uhr schielen und hoffen, dass sie bald nach Hause gehen können.

„Alles ist gut, was man gerne tut." (Thomas D) oder *„Do what you LOVE!"* sollte unser Motto sein, wenn es darum geht zu entscheiden, womit wir den Großteil unseres Tages verbringen wollen. Nur so können wir richtig

Gutes leisten und dabei glücklich sein und jeden Arbeitsschritt bewusst genießen.

Wer in einer Bar arbeitet, fördert damit Alkoholabhängigkeit unter seinen Mitmenschen. Wer Zigaretten verkauft, fördert Suchtverhalten, Krebs und andere Krankheiten. Wer in einer Apotheke oder bei einem Pharmaunternehmen arbeitet, unterstützt damit automatisch die Pharmaindustrie. Wer in einem Schlachthaus arbeitet oder in einem Restaurant Burger verkauft, trägt damit zu mehr Leid und Schmerz auf dem Planeten bei...

Wer dahingegen bei einem Obst- und Gemüsehändler oder in einer Juicebar arbeitet, trägt natürlich dazu bei, dass Menschen gesünder leben. Wer auf einem Ökomarkt arbeitet oder auf einem Bio-Bauernhof, unterstützt damit zusätzlich auch direkt die positive Entwicklung der Landwirtschaft. Wer in einem Kindergarten arbeitet, hat damit die Möglichkeit, einen guten Einfluss auf die Kinder auszuüben, was auf lange Sicht nicht nur diesen Kindern, sondern der positiven Entwicklung der Gesellschaft und dem ganzen Planeten zugutekommt. Wer durch Videos, Filme, Bücher oder Zeitungsartikel hilfreiches Wissen publiziert, trägt zum Wachstum und Erwachen der Menschheit bei. Wer schöne Musik spielt oder komponiert, der sorgt dafür, dass andere sich gut fühlen und glücklich sind und leistet damit einen unschätzbaren Beitrag zur positiven Entwicklung der Gesellschaft...

Wenn wir uns ganz bewusst aussuchen, womit wir unser Geld verdienen, tragen wir damit zur Gestaltung der Gesellschaft bei, denn wir bestimmen mit unserer Tätigkeit über die Zukunft und die Entwicklung der Menschheit. In einer Zeit, wo das System der Demokratie in den meisten Ländern von selbstsüchtigen, machtbesessenen und fremdgesteuerten Politikern und anderen Psychopathen untergraben wurde, ist es umso wichtiger, diesen Einfluss bewusst zu nutzen.

GELD AUSGEBEN

In Zeiten, wo das Wort Demokratie zur absoluten Farce verkommen ist und Staatenlenker weltweit im Großen und Ganzen einfach nur noch das tun, was sie wollen (oder gesagt bekommen), ohne sich einen Dreck darum zu scheren, was jene Menschen wollen, von denen sie angeblich gewählt worden sind, von denen sie bezahlt werden und deren Interessen sie eigentlich vertreten sollten, ist unser Konsumverhalten das einzige, was uns bleibt, um unserer Meinung eine hörbare (oder zumindest spürbare) Stimme zu verleihen. Es ist das letzte bisschen Mitspracherecht, das uns geblieben ist.

Jedes Mal, wenn wir Geld ausgeben, nehmen wir direkt am Schöpfungsprozess und der Gestaltung unserer Gesellschaft beziehungsweise unserer Wirklichkeit teil und entscheiden, was wir unterstützen wollen und was nicht. Wir bestimmen, wie unsere Welt und unsere Gesellschaft, in der wir leben, aussehen wird - ob wir uns dessen bewusst sind oder nicht. Jedes Mal, wenn wir Geld ausgeben, unterstützen wir damit irgendeine Sache, eine Idee und die Menschen, die mit dieser Sache beziehungsweise Idee vernetzt sind und ihre Lebenszeit und ihre Arbeitskraft dafür aufwenden, genau dieses Projekt zu stärken.

Den meisten Menschen ist dies nur dann bewusst, wenn sie bewusst an irgendeiner Spendenaktion teilnehmen. Wenn sie konkret darum gebeten werden, Geld zu spenden - um kranken Kindern zu helfen oder irgendwelche Künstler zu unterstützen oder ein Tierheim zu retten, das geschlossen werden soll -, dann sind die angesprochenen Menschen sich für einen kurzen Moment tatsächlich bewusst, dass sie mit dem Geld, das sie ausgeben, diese unsere Welt gestalten.

Unser Konsumverhalten ist der Schlüssel zu Frieden, Freiheit und Selbstbestimmung - wenn wir lernen, damit bewusst und verantwortlich umzugehen. Die größtenteils vorherrschende Ignoranz in dieser Welt ist der Gegenpol dazu, die Kraft, die uns davon abhält, frei zu sein und diese Welt nach unseren eigenen Vorstellungen zu gestalten. Durch die Art, wie wir aufgewachsen sind, sind wir dazu erzogen worden zu glauben, dass wir ohnehin keinen Einfluss haben auf die Welt und es keinen Unterschied macht, ob wir unser Geld nun für dieses oder jenes ausgeben. Deshalb handeln die meisten Menschen sehr kurzsichtig und denken lediglich an ihren eigenen persönlichen Vorteil in dem Moment, wenn sie Geld ausgeben, und einzig und allein das beeinflusst ihre Kaufentscheidung.

Viele Menschen glauben, dass das bisschen Geld, das ihnen zur Verfügung steht und das sie ausgeben, ohnehin keinen Unterschied in der Welt machen kann. Aber genau das ist ein riesiger und folgenschwerer Irrtum! Und dieser Irrtum kann verhängnisvolle Folgen haben. Genauso wie unser Konsumverhalten der Schlüssel zu Frieden, Freiheit und Selbstbestimmung ist, wenn wir bewusst und verantwortlich konsumieren, kann es leider - wie es uns die heutige Welt in vielerlei Hinsicht spiegelt - auch genau das Gegenteil bewirken.

Es macht jedes Mal einen Unterschied in der Welt, wenn wir Geld ausgeben, und es ist ausgesprochen wichtig, dass wir uns dessen endlich bewusst werden. Wenn wir uns bewusst machen, dass wir verantwortlich sind für alles, was in der Welt geschieht und existiert, da es ja letztendlich von uns finanziert und somit verursacht wird, dann erkennen wir, dass hier der Schlüssel zur Macht liegt.

Nun, vielen Menschen steht nur eine sehr begrenzte Menge an Geld zur Verfügung, wovon der größte Teil für die absoluten Notwendigkeiten ausgegeben wird. Die meisten sind froh, wenn sie irgendwie über die Runden kommen und es schaffen, pünktlich ihre Miete und ihre Stromrechnung zu bezahlen, und dann noch genügend Geld übrig haben, sich etwas zu essen leisten zu können.

Aber selbst wenn jemandem nur sehr wenig Geld zur Verfügung steht, so macht doch jede einzelne noch so kleine Ausgabe einen Unterschied und hat eine Wirkung. Wenn Millionen Menschen jeweils einen Euro in ein Projekt investieren oder für ein bestimmtes Produkt ausgeben, so wird genau dieses Projekt oder Produkt mit der Gesamtsumme von einer Million Euro unterstützt und damit eben genau diese Sache am Leben erhalten. Und wenn sich jeder Einzelne dieser Tatsache bewusst ist und dementsprechend verantwortungsvoll mit seinem Geld wirtschaftet, so haben wir alle gemeinsam doch die Verfügungsgewalt über riesige Geldbeträge, die -

bewusst gelenkt durch jeden Einzelnen, der seinen eigenen kleinen Beitrag leistet - die Welt zum Positiven verändern.

Wenn zum Beispiel ab sofort jeder nur noch biologisch erzeugte Lebensmittel kauft, wird dieser Sektor aufblühen. Die Preise werden nach kurzer Zeit sinken, weil die Branche durch den erhöhten Umsatz profitiert und entsprechend effizienter arbeiten kann. Gentechnisch manipuliertes Saatgut und das, was damit produziert wird, wird vom Markt verschwinden, wenn es niemand mehr kauft, und auch all die schädlichen chemischen Spritzmittel und Düngemittel, die in der konventionellen Landwirtschaft verwendet werden.

In weiterer Folge wird die Natur aufblühen und sich erholen, und auch die Menschen, die im landwirtschaftlichen Bereich tätig sind, werden gesünder leben können, wenn sie nicht mehr all den gesundheitsschädlichen Chemikalien ausgesetzt sind. In weiterer Folge wird sich natürlich auch die Gesundheit all der Konsumenten verbessern, die nun diese wesentlich gesünderen Lebensmittel zu sich nehmen. Das wiederum führt dazu, dass viele Menschen im Ganzen glücklicher sind und dementsprechend eine ganz andere Energie in die Welt ausstrahlen als zuvor.

Dadurch dass diese Menschen jetzt gesünder sind, brauchen sie auch weniger Medikamente, die wiederum eine Menge gesundheitsschädlicher Komponenten enthalten und oft nur einige Symptome behandeln, während sie an anderer Stelle im Körper wieder neuen Schaden anrichten. Wenn weniger Medikamente verbraucht werden, geht natürlich die Produktion davon auch irgendwann zurück, und so wird wiederum die Umwelt davon profitieren, dass mit weniger Giften gehandhabt wird, was wiederum auch unserer Gesundheit und der unserer Kinder zugutekommt.

Und so hat diese eine kleine Entscheidung, ein biologisch erzeugtes Produkt zu kaufen, eine beeindruckende Wirkung auf so viele Bereiche unseres Lebens und bewirkt damit unbeschreiblich viel Gutes. Und wenn alle mitmachen, dann können wir auf diese Weise dafür sorgen, dass fortan alle Lebensmittel aus kontrolliert biologischer Erzeugung stammen und die zerstörerische Agrarindustrie mit ihren Giften und gesundheitsschädlichen Produkten aus unserem Leben verschwindet. Wenn sie nämlich keine

Kunden mehr haben, dann sind sie ganz schnell am Ende. Und das können wir alle gemeinsam und gleichzeitig jeder für sich erreichen, ohne dass wir dafür irgendwelche angeblich dem Umweltschutz verpflichteten Parteien wählen müssen, nur um dann zu warten und zu hoffen, dass diese an Einfluss gewinnen und dann eines Tages auch tatsächlich in unserem Interesse handeln. Wir können diese (und auch jede andere) Gelegenheit jetzt und hier selbst in die Hand nehmen beziehungsweise all dies liegt bereits in unserer Hand, nämlich in dem Moment, wo wir eine Kaufentscheidung treffen und unser Geld ausgeben.

Wenn mich jemand fragt, ob es nicht sehr teuer ist, so viel Obst zu essen, antworte ich immer: *„Das spare ich alles wieder ein bei den ‚Arztkosten'. Wir leben so gesund, dass wir niemals zum Arzt gehen müssen. Und so teuer sind Bananen nun auch wieder nicht."* Wenn ich mir so ansehe, wie viel Geld manche Menschen für Fleisch, Alkohol und Zigaretten ausgeben, leben wir vergleichsweise super billig.

Das Gleiche gilt für unseren Einkauf im Supermarkt. Bei jedem Produkt, das wir kaufen, sollten wir uns darüber Gedanken machen, ob wir den entsprechenden Produzenten und alles, was mit ihm und dem Produkt zusammenhängt, wirklich unterstützen wollen. Wenn wir zum Beispiel ein tierisches Produkt, also Honig, Milch, Käse und dergleichen oder gar Fleisch kaufen, unterstützen wir damit weiteres Leid und Elend in der Welt. Zusätzlich schaden wir unserer eigenen Gesundheit und unserer Entwicklung, unter anderem auch im Hinblick auf unser Bewusstsein.

Wenn wir ein Produkt kaufen, das von einer internationalen Firma vermarktet wird, die weltweit tätig ist, dann unterstützen wir automatisch jene, die danach streben, eine Monopolstellung zu erreichen, um damit wiederum Kontrolle über die Konsumenten zu erlangen, also Kontrolle über uns. Oft fügen diese Firmen ihren Produkten allerlei Chemikalien und Giftstoffe und süchtig machende Substanzen zu, um sicherzustellen, dass ihre Produkte auch weiterhin reichlich gekauft werden. Kleinere Betriebe, die oftmals qualitativ weitaus bessere Produkte anbieten, sich aber die teure Fernsehwerbung nicht leisten können, werden von ihnen vom Markt verdrängt, und zahllose Familien verlieren ihre Lebensgrundlage. In der Folge wird das Angebot an gesunden Produkten immer kleiner.

Eine Tüte Kartoffelchips zum Beispiel muss nicht wirklich dreiunddreißig Zutaten enthalten, von denen einige unaussprechlich sind. Man kann auch Kartoffelchips kaufen, die lediglich Kartoffeln, Öl und Salz enthalten und vielleicht noch einige natürliche Gewürze, und selbstverständlich kann man auch hier wiederum einen Schritt weiter gehen und solche kaufen, die aus Kartoffeln aus biologischem Anbau und mit kaltgepresstem Öl und Meersalz hergestellt wurden und vielleicht sogar noch in einer Verpackung angeboten werden, die aus Maisstärke hergestellt wurde und daher die Umwelt nicht belastet.

Das ist natürlich nur ein Beispiel, und ich persönlich empfehle jedem, generell von einem Produkt wie Kartoffelchips die Finger zu lassen, weil es für die Gesundheit alles andere als förderlich ist, so etwas zu essen - selbst wenn es sich um die beste Bio-Qualität handeln sollte. Dennoch ist es ein viel gekauftes Produkt, und man kann hier durch eine verantwortungsbewusste Kaufentscheidung, das bessere Produkt zu kaufen, einen großen Unterschied in der Welt machen.

Genauso macht es in der Tat einen großen Unterschied, ob man seine Miete an eine Genossenschaft bezahlt oder an eine riesige Firma, die unzählige Immobilien besitzt, oder an eine nette Familie, die ein Haus mit mehreren Wohnungen besitzt und diese vermietet.

Abhängig davon, wem wir unser Geld geben, unterstützen wir auch das, was diese Leute damit dann anschließend tun. Viele dieser riesigen Firmen, die unzählige Immobilien besitzen, sind absolut skrupellos und haben diese Immobilien oft dadurch erworben, dass sie Situationen ausgenutzt haben, in denen Menschen keine andere Wahl blieb als ihr geliebtes Zuhause an diese Leute zu verkaufen. Diese riesigen Firmen verursachen in der Regel eine Menge Leid und sind einzig und allein auf Profit aus. Wenn man seine Miete mal aus irgendeinem Grund nicht zahlen kann, reagieren diese Konzerne oft nicht gerade zimperlich und schmeißen ihre Mieter nicht selten einfach raus und verursachen auch damit viel weiteres Leid und Elend.

Wenn wir dahingegen eine Wohnung von einer Privatperson mieten, die wir persönlich kennen und die selbst ein netter Mensch ist, sodass wir davon ausgehen können, dass das Geld, das wir jeden Monat bezahlen, dann auch in „guten Händen" ist und wiederum verantwortungsbewusst investiert wird, dann unterstützen wir damit automatisch eine gute Sache und einen Mitmenschen, den wir persönlich kennen und der auch in Krisenzeiten Menschlichkeit an den Tag legen und entsprechend handeln kann.

Dasselbe gilt natürlich auch beim Autokauf oder wenn wir uns einen neuen Computer zulegen, einen Urlaub buchen oder irgendwelche Geschenke kaufen. Wenn wir ein Buch kaufen, sollten wir dieses zum Beispiel besser bei einer kleinen Buchhandlung kaufen als online bei einem internationalen Großkonzern. So unterstützen wir das Überleben der Buchhandlungen, die ja ohnehin schon „vom Aussterben bedroht" sind. Und da es bei Büchern eine Preisbindung gibt, kostet uns die bewusstere und verantwortungsvollere Entscheidung keinen Cent extra.

Wenn wir jemandem einen Geldschein übergeben, sollten wir uns immer daran erinnern, dass wir letztendlich in diesem Moment unseren „Wahlschein" abgeben, der darüber bestimmt, was uns die Zukunft bringt, da wir in genau diesem Moment über unsere eigene und unser aller Zukunft entscheiden. Natürlich gilt das genauso, wenn wir eine Zahlung über das Handy oder über das Internet tätigen, wobei wir damit bereits mindestens eine Sache unterstützen, die sich gegen unsere eigene Freiheit richtet, da jede einzelne bargeldlose Zahlung Informationen im „System" hinterlässt, die letzten Endes zu unserer eigenen Versklavung und Überwachung beitragen. „Big Brother" registriert alle Details ganz genau, und sie bleiben auch permanent und für immer gespeichert, sodass die Machthabenden genau überwachen und auswerten können, wer wann und wo was für wie viel gekauft hat. Edward Snowden hat ein sehr interessantes und spannendes Buch mit dem Titel *„Permanent Record"* geschrieben, in dem er diese Dinge gut verständlich und sehr humorvoll erklärt.

Geld auszugeben ist im übertragenen Sinne vergleichbar mit einer Waffenlieferung in ein Krisengebiet. Entweder unterstützen wir jene Kräfte, die die Menschen unterdrücken und in weiterer Instanz die gesamte Menschheit versklaven und kontrollieren wollen, oder wir unterstützen jene Menschen, die sich für unsere Freiheit einsetzen und dafür kämpfen, uns aus den Fängen dieser Psychopathen zu befreien.

Nur Bares ist Wahres! Bei jeder einzelnen Barzahlung unterstützen wir alleine schon mit dem Akt des Barzahlens an sich den Erhalt von Freiheit und Unabhängigkeit gegenüber den Machthabern dieser Welt. Geldscheine sind wie Bausteine! Wir können damit unser eigenes Gefängnis errichten oder aber dafür sorgen, dass wunderschöne Gebäude entstehen, die zum Wohle der Menschheit beitragen!

Wir alle müssen dringend lernen, uns zu weigern, unser oft mühsam verdientes Geld an die falschen Menschen auszuhändigen, die damit nur Unheil anrichten, und stattdessen dafür sorgen, dass es in die richtigen Hände gerät, die mit dieser Macht umgehen können und mit unserem Geld eine bessere und schönere Welt für uns alle erschaffen! Es liegt in unserer Hand!

FREUNDE AUSWÄHLEN

„Zeige mir Deine Freunde, und ich sage Dir, wer Du bist!" Dieser Spruch hat mir in meinem Leben und bei der Auswahl meiner Freunde immer wieder sehr geholfen, denn es stimmt: Die Menschen, die uns umgeben und mit denen wir unsere Zeit verbringen, prägen uns permanent, und daher macht es Sinn, sich gut zu überlegen, mit wem man seine kostbare Zeit und Energie teilen will. Natürlich ist es schön, wenn man mit allen gut auskommt und zu jedem freundlich ist. Früher hatte ich relativ wenig Einfluss darauf, wer zu meinem Freundeskreis gehörte, es ergab sich einfach irgendwie. Jemand war nett zu mir, also war auch ich nett und freundlich, da ich mich freute, dass jemand mich mag und sich für mich interessiert. Das fühlt sich ja immer gut an! Oft war der weitere Verlauf solcher Freundschaften dann allerdings wenig hilfreich für meine weitere Entwicklung. Aus reiner Nettigkeit oder um der anderen Person zu gefallen, sind wir oft bereit, Dinge zu tun, die wir im Grunde nicht tun wollen und ohne die betreffende Person auch nicht tun würden.

Wenn man seine Zeit mit Menschen verbringt, die viel und gerne Alkohol trinken, dann ist die Chance, dass man selbst auch zu viel Alkohol trinkt, ziemlich groß. Dasselbe gilt fürs Rauchen und alle anderen Drogen. Das funktioniert genauso bei den Damen und Herren, die sich zum Kaffeeklatsch treffen und dabei fettige und zuckrige Torten essen und viel zu viel Kaffee trinken. Wenn wir uns in der Gesellschaft anderer Menschen befinden, neigen wir dazu, das Verhalten der anderen zu kopieren, ohne weiter darüber nachzudenken. Daher macht es Sinn, sich seine Freunde bewusst auszusuchen und darüber nachzudenken, welchen Einfluss die betreffende Person auf unser Leben hat. Wenn man zum Beispiel Vegetarier werden will, ist es hilfreich, sich mit anderen Vegetariern zu umgeben, da dies den Prozess automatisch erleichtert, da man so nicht in Versuchung gerät, etwas zu essen, was man im Grunde gar nicht essen will, und man stattdessen Unterstützung durch das gute Beispiel anderer erfährt. Wenn man ein Geschäft eröffnen will, macht es Sinn, sich mit Menschen zu treffen, die dies bereits erfolgreich getan haben, sodass man von ihnen lernen und sich austauschen und unterstützen kann.

Heute suche ich mir meine Freunde sehr bewusst aus und spüre genau in mich hinein, wie ich mich in der Gegenwart einer bestimmten Person fühle. Fühle ich mich gut? Kann ich ehrlich und ich selbst sein? Mag ich die entsprechende Person, so wie sie ist? Empfinde ich Anerkennung und Bewunderung für diesen Menschen? Kann ich etwas von ihm lernen? Nur wenn ich all diese Fragen mit Ja beantworten kann, dann beginne ich, mich zu öffnen und eine Freundschaft in Erwägung zu ziehen. Auch überprüfe ich bestehende Freundschaften nach demselben Muster. Menschen ändern sich - was ja auch gut ist. Manche Menschen lernen gerne und arbeiten an der eigenen Bewusstwerdung, andere lassen sich gehen, lassen sich von jedem noch so schlechten Einfluss mitreißen und vergessen sich selbst dabei. Wenn jemand aus meinem Freundeskreis sich auf dem Pfad der Selbstzerstörung befindet, dann versuche ich zuallererst einmal herauszufinden, was der Auslöser beziehungsweise Grund für dieses Verhalten ist, und ich versuche, der entsprechenden Person zu helfen, sich selbst wieder in den Griff zu bekommen. Oft funktioniert das und die Person besinnt sich eines Besseren, weil sie lediglich ein wenig Liebe und Aufmerksamkeit brauchte und das Gefühl, jemandem wichtig zu sein.

Es gibt aber auch Menschen, die sich dafür entscheiden aufzugeben und die Verantwortung für ihr eigenes Leben abzugeben und die nicht bereit sind, an sich zu arbeiten und sich dafür einzusetzen, dass alles wieder besser wird. Oft lassen sie sich ganz und gar hängen und ziehen alle anderen in ihrer Umgebung mit runter. Da ich mich weigere, mich dauerhaft schlecht zu fühlen und jemandem, den ich gerne habe, dabei zuzusehen, wie er sich selbst zerstört, ziehe ich mich in solchen Fällen zurück und wünsche der entsprechenden Person viel Glück und alles Gute. Über gemeinsame Bekannte informiere ich mich dann ab und zu über den weiteren Verlauf der Dinge und ob diese Person ihr Leben wieder in den Griff bekommen hat. Ich habe oft erlebt, dass viele Menschen erst vom Pfad der Selbstzerstörung abkommen, wenn sie einmal ganz unten angekommen sind. Aber meistens spüren sie dann doch den göttlichen Funken in sich, der ihnen bewusst macht, dass sie leben wollen und glücklich sein und dass sie es schaffen können. Wenn ich dann mitbekomme, dass die betreffende Person so weit ist und daran arbeitet, wieder auf die Beine zu kommen, melde ich mich dann wieder und biete auch gerne meine Unterstützung an.

MUSIK

Musik übt schon von klein auf eine wunderbare Faszination auf mich aus, und ich erinnere mich noch sehr gut daran, wie ich als kleines Mädchen meinem Vater beim Gitarrespielen zusah und dabei ganz berührt zuhörte und sehr klar wahrnehmen konnte, dass er sich während er spielte in einer ganz anderen Dimension befand - seine Musik war zauberhaft schön! Er saß vor mir auf dem Sofa und spielte wunderschöne klassische spanische Gitarrenmusik, und doch war er in Wirklichkeit ganz weit weg, wie jemand, der träumt, der dabei ebenso zwar mit seinem Körper vor unseren Augen in seinem Bett liegt, aber dennoch mit seinem Bewusstsein ganz weit weg ist und andere Welten in anderen Dimensionen bereist.

Ich bin unendlich dankbar dafür, dass ich auf diese Weise in meinem Leben schon von Anfang an eine intensive Verbindung zu Musik erleben durfte. Später in meinem Leben lernte ich manchmal Menschen kennen, die diese Verbindung nie erfahren haben, in deren Elternhaus niemand Musik machte oder hörte und die auch selbst so gut wie nie mit Musik in Berührung kamen, und ich konnte mir gar nicht vorstellen, wie man so leben kann. Ich habe diese Menschen immer dafür bemitleidet, dass ihnen etwas so Wertvolles entgangen ist, und ich habe ihnen stets gewünscht, dass sie diese Verbindung irgendwann eines Tages noch erleben.

Ich war noch im Kindergartenalter, als ich regelmäßig zur „Musikschule" ging, wo wir lernten, Glockenspiel zu spielen, und später in der Grundschule lernte ich, Blockflöte zu spielen. Auf diese Weise entwickelte ich schon früh ein gutes musikalisches Gehör für die Grundtöne und war seither jederzeit in der Lage, jede beliebige Melodie, die ich im Kopf hatte oder irgendwo hörte, nach einer kurzen Phase des Ausprobierens auf einem anderen Instrument nachzuspielen. Auch verbrachte ich in meiner Jugendzeit viel Zeit bei den Pfadfindern, wo regelmäßig in der Gruppe gesungen wurde - wobei immer irgendjemand Gitarre spielte -, und so lernte ich auch hier die wunderbare Energie des gemeinsamen Musizierens kennen und lernte irgendwann auch selbst, Gitarre zu spielen. Darüber hinaus konnte ich beobachten, wie wichtig die Texte sind und dass deren Botschaft viel bewirken kann.

Während ich aufwuchs, wurde in meinem Elternhaus hauptsächlich deutschsprachige Musik gehört - Reinhard Mey und Stefan Sulke -, aber wir hörten auch Musicals, wie zum Beispiel „West Side Story", und später durch den guten Einfluss meines Stiefvaters ganz viel Musik von den Beatles, die ich sehr mochte, weil das meiste absolute Gute-Laune-Musik war. Leider verstand ich die Texte mangels ausreichender Englischkenntnisse größtenteils nicht, aber die Botschaft *„All we need is LOVE!"* hat mich dennoch erreicht.

So lernte ich durch die Musik meines Vaters schon sehr früh die Verbindung zur geistigen Welt kennen, und Reinhard Mey und Stefan Sulke lehrten mich später, wie wichtig die Botschaft ist, die durch die Texte vermittelt wird, und dass Musik auf diese Weise genutzt werden kann, um anderen Menschen etwas beizubringen und nicht nur ihre Ohren und ihre Herzen, sondern auch ihre Augen und ihren Verstand zu öffnen für wichtige Themen unseres Lebens. Musicals sind für mich ein ganz besonderer Segen, weil neben der meistens qualitativ äußerst hochwertigen Musik eine wundervolle Geschichte erzählt beziehungsweise gesungen wird, durch die man oft sehr viel lernen kann. Und ich persönlich habe es immer als sehr heilend empfunden, dabei lauthals mitzusingen - sehr zum Leidwesen all meiner Nachbarn, bei denen ich mich an dieser Stelle herzlichst entschuldigen möchte mit der einzigen Ausrede, die mir dazu einfällt: Ich habe das wirklich gebraucht!

Musik hat die Macht, uns in andere Dimensionen zu begleiten, unsere Seele zu heilen, Menschen auf wundervolle Weise zu verbinden und Licht in diese manchmal doch sehr dunkle Welt zu bringen. Es gibt auch unzählige Berichte von Menschen mit Nahtoderfahrungen, die darüber berichten, dass beim Übergang von dieser in die andere Welt wunderschöne Musik ertönt.

Wenn wir in ein Restaurant gehen und dort beim Essen sitzen und plötzlich ertönt Musik, können wir sofort merken, was für eine zauberhafte Macht Musik hat. Wenn klassische Musik gespielt wird, kann man oft erleben, wie plötzlich ein seeliges Lächeln die Gesichter einiger Menschen erhellt. Wenn es sich um rhythmische Gute-Laune-Musik handelt, fangen einige der Gäste fast augenblicklich an, sich im Rhythmus mitzubewegen. Bei manchen ist es der Kopf, bei anderen ein Bein, andere klopfen den

Rhythmus mit der Hand mit, und manche fangen sogar regelrecht an, beim Sitzen zu tanzen oder gar mitzusingen.

Leider funktioniert das Ganze auch in der anderen Richtung. Musik kann auch dazu missbraucht werden, dafür zu sorgen, dass Menschen sich schlecht fühlen, aus der Ruhe kommen und gestresst werden oder sogar dazu angeregt werden, zu Drogen zu greifen. In der Werbung wird Musik ganz gezielt benutzt, um potentielle Kunden zu manipulieren und auf diese Weise zu erreichen, dass sie ein bestimmtes Produkt kaufen.

Sensible Menschen können teilweise sehr heftig auf Musik reagieren. Wenn ich zum Beispiel in einem Restaurant sitze und plötzlich ertönt Techno-Musik oder irgendeine andere der zahllosen Varianten von elektronischer Musik, die in der Regel mit einem ziemlich schnellen Rhythmus einhergehen, dann setzen sich meine Beine wie von selbst in Bewegung – allerdings nicht zum Tanzen, sondern: bezahlen gehen und nichts wie weg hier! Ich halte diese Musik nicht aus. Innerhalb von wenigen Minuten fühle ich mich sehr unwohl, gestresst und will einfach nur weglaufen, irgendwohin, wo es friedlich ist.

Punk- und Heavy-Metal-Musik erzielt bei vielen Menschen ähnliche Effekte, weil diese Musik in der Regel schnell, laut und heftig ist und den Menschen regelrecht durchschüttelt, was ja auch durchaus beabsichtigt ist bei dieser Art von Musik, die mit ihren oft sehr provokativen Texten das Bewusstsein der vor sich hin dösenden beziehungsweise oft bewusstseinsmäßig schlafenden Menschen wachrütteln möchte. Und ich gebe an dieser Stelle gerne zu, dass auch ich Phasen in meinem Leben hatte, in denen mir diese Musik geholfen hat, mit meiner rebellischen Grundenergie besser umzugehen, und auch heute noch gibt es Momente in meinem Leben, in denen ich diese Art von Musik für eine Weile so richtig genießen kann.

Gerade in der heutigen Zeit, in der die Welt beziehungsweise die Menschheit so dermaßen unbeschreiblich verrückt geworden ist und Dummheit und Ignoranz die Welt zu beherrschen scheinen, kann ich es der heutigen Jugend wirklich nicht übelnehmen, wenn ihr oft nur noch nach Schreien zumute ist. Bleibt zu hoffen, dass der Lärm und das Geschrei so viele Menschen wie möglich wachrütteln und die entsprechenden Jugendlichen mit der Zeit einen anderen, friedlichen und harmonischeren Weg finden, ihre rebellische Energie sinnvoll und produktiv zum Wohle der Menschheit und des Planeten einzusetzen.

Ich persönlich empfehle allen Eltern, ihren Nachwuchs so früh wie möglich an Musik heranzuführen, auch wenn sie selbst vielleicht überhaupt keinen Bezug dazu haben sollten. Es gibt heutzutage reichlich Möglichkeiten und zahlreiche Musikgruppen für Kinder, aber man kann seinem Kind auch einfach ein Glockenspiel besorgen oder viel gemeinsam singen oder gute Musik hören. Aus eigener Erfahrung kann ich sagen, dass der nicht nur in Deutschland mittlerweile populär gewordene „Musikgarten" (musikgarten.info) einen sehr guten Einfluss auf die musikalische Entwicklung der Kinder hat. Mein Sohn war gerade einmal ein halbes Jahr alt, als wir gemeinsam „Musikgarten"-Kurse besuchten, und er hatte viele Jahre lang immer sehr viel Spaß dabei.

Ich hatte ihn von Geburt an viel mit Musik umgeben - oder genauer gesagt sogar schon während der Schwangerschaft -, ihn Musik hören lassen, ihm vorgesungen und ihm schon als strampelndem Baby kleine Söckchen angezogen mit eingenähten Rasseln, sodass er beim Strampeln Musik machte. Ich habe ihn von Anfang an mit Instrumenten umgeben und ihm diese einfach zur Verfügung gestellt wie anderes Spielzeug auch, sodass er diese Instrumente selbst und auf seine eigene Weise entdecken und kennenlernen konnte. Rasseln und Trommeln waren die ersten Instrumente, mit denen er spielte, und er sah mir beim Gitarrespielen zu. Als er gelernt hatte zu sitzen, besorgte ich ihm ein Keyboard, und er spielte mit den Tasten und entdeckte die verschiedenen Töne und hatte dabei ganz offensichtlich einen Riesenspaß.

Als er drei Jahre alt war, wollte er unbedingt eine Geige haben, weil er die aus dem wundervollen Film *„Der Wunderapostel"* kannte, also besorgte ich ihm eine kostengünstige Geige. Er lernte nicht, „richtig" Geige zu spielen - unter anderem weil ich keine Ahnung hatte, wie man die Dinger stimmt -, aber er spielte sehr viel damit und übte stundenlang, den rechten Arm genau so zu bewegen wie David Garret, dessen Konzert-Video er sich oft stundenlang ansah, wobei er dann versuchte mitzuspielen. Die Geige war viele Jahre sehr wichtig für ihn, und auch wenn er bisher nie lernte, sie „richtig" zu spielen, ist sie vielleicht mit der Grund dafür, dass er - nachdem er einige Jahre eine starke Vorliebe für das Trommeln hatte und im

Zuge dessen lernte, richtig gut Schlagzeug zu spielen - später eine sehr starke Liebe fürs Gitarrespielen entwickelte, womit er inzwischen seit einigen Jahren sein Geld verdient.

Mein Sohn hat bereits im Alter von sechs Jahren auf unzähligen Bühnen gestanden und dort bei Open Mics und anderen Jam-Sessions mit den verschiedensten erwachsenen Musikern Musik gemacht und sich in die Herzen der Zuschauer getrommelt. Er hat sowohl das Schlagzeugspielen als auch das Gitarrespielen so weit perfektioniert, dass er mit beidem (bereits im Alter von 12 Jahren) zahlreiche bezahlte Auftritte in verschiedenen Bars und Restaurants hatte, und beides hat er sich selbst beigebracht, indem er sich viele, viele Stunden mit diesen Instrumenten beschäftigte und unfassbar viel geübt hat. Er war gerade einmal 13 Jahre alt, als er seine erste CD aufnahm, wobei er die Musik „Instrumental Ballad Metal" nannte und alles komplett selbst komponierte, alle Instrumente selbst einspielte und auch alles in Eigenregie aufnahm mit einem 8-Spur-Aufnahmegerät, das ich Jahre zuvor einmal gekauft hatte. (Man kann sich das erste Lied der CD auf Youtube anhören, wenn man dort eingibt „Merlin Black Light".)

Ich erzähle Ihnen all dies nicht, um damit anzugeben, was für ein besonders begabtes Kind ich habe. Im Gegenteil: Ich bin fest davon überzeugt, dass jeder Mensch, der die Gelegenheit bekommt, so viel Zeit wie er will mit etwas zu verbringen, was er wirklich liebt, darin auch wirklich gut wird. Und ich hoffe, dass Sie, wenn Sie Eltern sind, Ihrem Kind genau dies ermöglichen, sodass es die Chance bekommt herauszufinden, was es wirklich gerne tut und dann auch die Zeit zur Verfügung hat, sich damit so viel es will zu beschäftigen, denn zu tun, was man liebt, ist der Schlüssel zu Glücklichsein und Erfolg!

Nun, ich möchte an dieser Stelle betonen, dass es nie in meiner Absicht lag, meinen Sohn zum Berufsmusiker zu machen, und ich erinnere ihn in regelmäßigen Abständen daran, dass er mit den Auftritten jederzeit wieder aufhören kann, wenn er das will. Ich wollte einfach nur, dass er in seinem Leben immer die Möglichkeit hat, mit Hilfe von Musik die Seele baumeln zu lassen, mit Musik einen Hafen zu haben, zu dem er jederzeit zurückkehren und wo er sich gut fühlen kann, auch wenn es in seinem Leben einmal stürmisch zugehen sollte. Der Kontakt zu Musik und die Beschäftigung damit eröffnen der Seele die Möglichkeit, die innere Ruhe wiederzufinden. Wenn es mir mal nicht gut geht, greife ich zur Gitarre und singe ein paar Lieder, und schon geht es mir wieder gut.

Bei Auftritten spielt mein Sohn mit seiner Band meistens Cover-Musik, also die Lieder anderer Bands, wobei es sich dabei meistens um Rockmusik handelt. Wenn wir wieder einmal mit einem neuen Sänger eine „Playlist" erstellen, also entscheiden, welche Lieder sie üben und beim nächsten Auftritt spielen wollen, achten wir immer sehr genau auf die Liedauswahl und darauf, dass die Texte der ausgewählten Lieder Positives bewirken, also entweder zum Nachdenken anregen oder zum Glücklichsein.

Wie wir uns fühlen, wird in der Regel durch das bestimmt, was unsere Sinne wahrnehmen. Während einiges von dem, was wir wahrnehmen, sich sicherlich unserer Kontrolle entzieht, so haben wir doch generell einen großen Einfluss darauf, was unsere Sinne wahrnehmen. Wir können Musik ganz bewusst nutzen, um eine angenehme Atmosphäre zu kreieren und Menschen in eine positive Stimmung zu bringen, und so für Wohlbefinden sorgen. Wir können aber auch genau das Gegenteil tun. Als Musiker hat man die Macht, die Stimmung der Zuschauer beziehungsweise Zuhörer zu beeinflussen. Und mit Macht kommt immer auch Verantwortung! Leider missbrauchen viel zu viele Musiker (und vor allem Musikproduzenten!) diese Macht und lenken andere Musiker und vor allem auch die Zuhörer in eine für ihre Entwicklung negative Richtung.

Natürlich haben auch die Worte beziehungsweise Texte, die ja oft mit Musik einhergehen, einen großen Einfluss darauf, wie wir uns fühlen und was wir in unserem Leben (er)schaffen. Es macht einen Riesenunterschied, ob eine Menschenmenge *„Cocaine"* gröhlt oder *„I'm on a highway to hell"* oder *„Whiskey in the jar"* oder ob alle gemeinsam singen *„Heal the world"* oder *„Don't worry, be happy!"* oder *„Come together!"* oder *„LOVE is all we need!"*. Und - ja - ich weiß, dass *„Cocaine"* im Grunde ein Lied ist, das sich *gegen* Kokain richtet. Das ändert aber nichts an der Tatsache, dass diejenigen, die sich diesen Scheiß reinziehen, immer als Erstes und am lautesten mitgröhlen und sich dabei riesig freuen, dass sie den Namen ihrer Lieblingsdroge endlich einmal ungestraft herausschreien dürfen. Und ob sie es nun genommen haben oder nicht: Die meisten Zuhörer haben beim Hören dieses Liedes nur eines im Kopf, und damit im Bewusstsein, und es ist ziemlich offensichtlich, auf was hier der Fokus gerichtet wird.

Aber auch wir Zuhörer beziehungsweise Zuschauer haben hier eine gewisse Verantwortung, die wir viel öfter bewusst wahrnehmen sollten, auch wenn es manchmal nicht einfach ist und niemand gerne unangenehm auffällt. Wenn eine Band eines dieser negativen Lieder spielt, die die Zuhörer energetisch runterziehen, weigere ich mich zum Beispiel, dafür auch noch zu klatschen. Wenn ich ein Lied ganz schlimm finde, stehe ich sogar ganz demonstrativ auf - manchmal sogar noch kopfschüttelnd - und verlasse in aller Eile den Veranstaltungsort für einige Minuten, wenigstens bis das Lied vorbei ist. Den meisten Musikern ist das sehr unangenehm und sie überlegen es sich gut, ob sie das entsprechende Lied beim nächsten Auftritt wirklich wieder spielen wollen, denn am Ende wünschen sie sich von ihrem Publikum nicht Kritik, sondern Beifall. Das funktioniert natürlich nur bei kleineren Veranstaltungen und Auftritten in Bars und Restaurants und nicht bei einem Konzert in einem Stadion. Vor vielen Jahren gab es mal eine Aktion von der Band „Die Fantastischen Vier", bei der es um genau dieses Thema ging und die auch den passenden Namen hatte: „Kein Applaus für Scheiße!"

Ich habe ein ganzes Buch zu dem Thema geschrieben, was Worte in unserem Leben bewirken und wie wir lernen können, diese Macht zu nutzen, um unser Leben so zu gestalten, wie wir es wirklich wollen, und ich möchte mich hier nicht wiederholen. Wer es noch nicht kennt, dem möchte ich an dieser Stelle mein Buch *„Sprachmagie - Die Macht der Worte"* empfehlen. Generell ist es von Vorteil, darauf zu achten, womit wir unser Bewusstsein füllen beziehungsweise füttern, was im Zusammenhang mit Musik bedeutet, sich der Texte bewusst zu sein. Auch wenn wir unsere Kinder Hörspiele oder Kinderlieder hören lassen, sollten wir dabei ganz genau darauf achten, was ihnen im Zuge dessen ins Bewusstsein gebracht wird.

An dieser Stelle möchte ich nochmals die höchst spannenden Forschungsergebnisse des Japaners Masaru Emoto erwähnen, der mit seinen Untersuchungen wissenschaftlich nachgewiesen hat, dass Energie (Gedanken und Worte, aber eben auch Musik) die lebendige Materie formt und sich die Struktur von Wasser entsprechend jener Energie ändert, der es ausgesetzt ist. Je nachdem, welcher Musik es ausgesetzt ist, ändert die Struktur des Wassers sich dementsprechend. Und wir Menschen bestehen ja größtenteils aus Wasser! Das bedeutet, dass sich auch die Kristallstrukturen des Wassers in unserem Körper ändern, je nachdem welcher Musik wir ausgesetzt sind. Musik hat also nachweislich einen sehr großen Einfluss auf unser Wohlbefinden.

Masaru Emoto entwickelte eine Technik, mit deren Hilfe man die Struktur von Wasserkristallen fotografieren kann. Dadurch war es ihm möglich, das unterschiedliche Erscheinungsbild der verschiedensten Wasserkristalle für jedermann optisch wahrnehmbar darzustellen. Er setzte Wasser den verschiedensten Einflüssen aus, erstellte anschließend Fotografien der Wasserkristalle und konnte so die unterschiedliche Wirkung der verschiedenen Einflüsse auf das Wasser nachweisen.

Hierbei stellte er unter anderem fest, dass beispielsweise Heavy-Metal-Musik die Struktur der Wasserkristalle chaotisch und disharmonisch werden lässt, während zum Beispiel klassische Musik die Kristallstruktur harmonisierend beeinflusst. Masaru Emoto hat unter anderem das Buch *„Wasserkristalle"* veröffentlicht, in dem die von ihm fotografierten Wasserkristalle abgebildet werden, und ich empfehle Ihnen, sich das einmal ganz genau anzuschauen, um sich darüber bewusst zu werden, und dann ab sofort ganz bewusst zu entscheiden, welchem Einfluss Sie Ihren Körper, Ihren Geist und Ihre Seele aussetzen wollen.

Als ich noch klein war, habe ich einmal einen Spruch gehört, den ich niemals vergessen habe, und den ich zum Abschluss des Kapitels an dieser Stelle mit Ihnen teilen möchte: *„Wo Menschen singen, da setz Dich ruhig nieder. Böse Menschen singen keine Lieder!"* Und tatsächlich hat es mich mein Leben lang immer dort hingezogen, wo ich schöne Musik hören konnte. Musik ist magisch, heilig und etwas ganz Besonderes, und ich wünsche jedem Menschen hier auf Erden, dass er in seinem Leben die Gelegenheit bekommt, sein Herz zu öffnen und diesen Zauber wahrzunehmen.

Ich für meinen Teil möchte mich im Geiste der Band ABBA anschließen und dem Universum laut jubelnd zurufen:

„Thank you for the music, for giving it to me!"

SPORT

Zugegeben, ich persönlich habe in den ersten dreißig Jahren meines Lebens relativ wenig Sport getrieben und außer dem bei den meisten Kindern üblichen Fahrradfahren und Schwimmen und natürlich dem unfreiwilligen Schulsport relativ wenig für meinen Körper getan. Treppensteigen war vermutlich mein effektivster Ausdauersport, da ich 17 Jahre lang in der vierten Etage wohnte und es dort keinen Aufzug gab. Ich war immer schon eher schlank und hatte keinerlei Motivation, Sport zu treiben. In meinen Zwanzigern entdeckte ich das Laufen für mich und ging joggen, wann auch immer ich gestresst war, da ich gemerkt hatte, dass ich mir den Ärger von der Seele laufen kann und es mir sehr guttat, durch den Wald zu rennen. Einige meiner Freunde machten Yoga und brachten mir ein paar Übungen bei, aber nichts von alldem machte ich regelmäßig und bewusst, um meinem Körper etwas Gutes zu tun.

Als ich etwa Mitte dreißig war, änderte sich dies schlagartig. An einem verschneiten Winterabend war ich mit meinem damals vierjährigen Sohn auf dem Weg zurück nach Hause, nachdem wir bei der Geburtstagsfeier einer Freundin waren. Als wir aus der Straßenbahn ausstiegen, wollte mein Sohn auf meinen Arm, da er zu müde war, um zu laufen. Beim Überqueren der Straße rutschte ich auf der vereisten Straße aus und landete mit voller Wucht auf meinem rechten Knie, während ich meinen Sohn dabei in die Luft hob, damit ihm nichts passierte. Er fragte nur: *„Was war das denn?“*, und als ich merkte, dass sich einige Autos verdächtig schnell näherten, sah ich zu, dass wir schnell von der Straße runter kamen, und humpelte auf die andere Straßenseite. Mein Knie tat furchtbar weh, und ich weiß bis heute nicht, wie ich es geschafft habe, den zehnminütigen Nachhauseweg zu meistern, aber irgendwie schaffte ich es.

Nun bin ich jemand, der nur im äußersten Notfall einen Arzt aufsucht, also brachte ich meinen Sohn ins Bett und versuchte, mir ein Bild von dem Zustand meines Knies zu machen. Man konnte nicht viel sehen, aber es tat furchtbar weh, und ich konnte das rechte Bein nicht belasten. Im Keller hatte ich noch Krücken herumliegen, da ich ein paar Jahre zuvor mal einen Bänderriss hatte, also nutzte ich in den nächsten Wochen die Krücken und hoffte, dass meine körpereigene Heilkraft mein Knie auf die Dauer wieder heilen würde. Da ich als alleinerziehende Mutter zu Hause viel Arbeit und einen Vierjährigen zu versorgen hatte, nutzte ich die Krücken im Haus eher selten und belastete mein linkes Bein umso mehr, was dazu führte, dass nach einer Weile durch die Überbelastung mein ganzer Körper wehtat. Ich hatte sehr starke Schmerzen, und nach einigen Wochen war mein rechter Zeigefinger taub geworden. Endlich sah ich ein, dass ich irgendetwas unternehmen musste.

Ein Krankenhaus aufsuchen wollte ich nicht, weil ich befürchtete, dass man mir dann sagen würde, dass ich dort bleiben müsste und nicht in der Lage sei, für mich selbst beziehungsweise meinen kleinen Sohn zu sorgen. Das war für mich ausgeschlossen, da ich mich unbedingt weiterhin selbst um meinen Sohn kümmern wollte, und ich befürchtete, dass die Krankenkasse keine weiteren Kosten für andere Behandlungsarten übernehmen würde, wenn ich mich weigerte, den Anweisungen des Arztes zu folgen. Ich versuchte über das Internet, einen Chiropraktiker zu finden, da mir nichts Besseres einfiel. Bei der ersten Nummer, die ich anrief, meldete sich keiner, also versuchte ich eine andere Nummer.

Dort meldete sich eine Dame, die sich meine Geschichte anhörte und dann meinte, dass sie nicht zum Chiropraktiker gehen würde, denn sie wüsste etwas viel Besseres. Dann erzählte sie mir von „Liebscher & Bracht" und den zuverlässigen Heilerfolgen dieser Methode und empfahl mir, mich bei Diana Schmedes in Köln zu melden, die von dem Erfinder dieser Technik persönlich ausgebildet worden war. Die Dame am Telefon war so positiv und überzeugend, dass ich beschloss, es mit „Liebscher & Bracht" zu probieren und so bald wie möglich einen Termin zu vereinbaren.

Nachdem Frau Schmedes meine Geschichte gehört hatte, tastete sie meinen Körper ab beziehungsweise drückte auf meinen Sehnen herum, auf der Suche nach den Stellen, wo es am meisten wehtat. Sie erklärte mir, dass die meisten körperlichen Schmerzen dadurch entstehen, dass durch Fehlhaltungen oder Unfälle einzelne Sehnen verkürzt sind, die man auf diese Weise manuell wieder verlängern kann. Sie drückte mit aller Kraft auf den am meisten schmerzenden Punkt, und innerhalb von zwei Minuten ließ der Schmerz immer mehr nach, bis er fast verschwunden war. Es war wundervoll! Sie fand einen Punkt nach dem anderen und drückte jeweils etwa zwei Minuten auf die entsprechenden Stellen. Anschließend zeigte sie mir Dehnübungen, die ich regelmäßig machen sollte, um dafür zu sorgen, dass die entsprechenden Sehnen gedehnt blieben beziehungsweise wieder in ihren natürlichen Zustand zurückkamen. Ich war begeistert!

Auf dem Nachhauseweg stellte ich fest, dass die Schmerzen schon viel weniger geworden waren. Ich machte brav zweimal am Tag die Dehnübungen, die sie mir gezeigt hatte, und ich fühlte mich jeden Tag besser. Die Übungen machen richtig Spaß, weil man fühlen kann, wie sie dem Körper guttun. Nach einer Weile fragten meine Freunde mich, ob ich damit angefangen hatte, ins Fitness-Studio zu gehen, da ich so viele Muskeln bekommen hatte. Das war mir selbst gar nicht aufgefallen, aber sie hatten Recht. Mein Körper war noch nie so gut in Form. Ich hatte noch einige weitere Behandlungstermine bei Frau Schmedes, und wir unterhielten uns viel. Ich mochte sie von Anfang an. Sie erklärte mir, dass die „Liebscher & Bracht"-Übungen für den Körper viel besser sind als Yoga, was durchaus auch Schaden anrichten kann, wenn man es nicht richtig macht. Sie erklärte mir auch, dass sitzen sehr ungesund ist und wir stattdessen lieber mehr stehen sollten. Auch von Kraftübungen im Fitness-Studio hielt sie nichts, da dabei einzelne Muskeln total überstrapaziert werden, während andere gar nicht beansprucht werden. „Liebscher & Bracht" sind einfache Dehnübungen, die ganz und gar auf Heilung ausgerichtet sind und den ganzen Körper fit und in Form halten.

Das Ganze ist inzwischen mehr als zehn Jahre her, und als ich damals nach Asien ausgewandert bin, hat Frau Schmedes mir netterweise Ausdrucke mitgegeben, auf denen alle wichtigen Übungen erklärt werden. Ich habe in all den Jahren immer darauf geachtet, dass ich jederzeit weiß, wo ich diese Ausdrucke finden kann, und noch immer mache ich diese Übungen so oft ich kann. Inzwischen dauert mein Übungsprogramm etwa zwei Stunden und umfasst an die zwanzig verschiedene Übungen. Während ich die Übungen durchführe, fühlt es sich an wie eine Meditation, und ich fühle mich jedes Mal wie neugeboren, wenn ich fertig bin. Man könnte meinen, dass man nach zwei Stunden Dehnübungen müde und erschöpft ist, aber genau das Gegenteil ist der Fall. Ich bin danach super dynamisch und voller Energie.

In den letzten zehn Jahren hatte ich einige Unfälle. Ich fiel vom Moped und landete auf dem Rücken und konnte wochenlang nicht richtig laufen und nicht einmal sitzen. Ein anderes Mal fiel ich eine Treppe herunter und landete auf der rechten Schulter, was dazu führte, dass ich meinen rechten Arm überhaupt nicht mehr bewegen konnte. Dank der Ausdrucke, die Frau Schmedes mir gegeben hatte, konnte ich jedes Mal die richtigen Übungen lernen und alles selbst heilen, ohne jemals einen Arzt aufsuchen zu müssen - kein Röntgen, keine Schrauben, keine Operationen! Wenn ich meine Übungen mache, denke ich jedes Mal voller Dankbarkeit an Frau Schmedes und daran, wie gut es doch war, dass ich damals so heftig aufs Knie gefallen bin, denn ansonsten hätte ich Frau Schmedes und „Liebscher & Bracht" wahrscheinlich niemals kennengelernt.

Ich schwöre auf „Liebscher & Bracht" und kann es nur jedem wärmstens empfehlen. Inzwischen findet man im Internet Videos von Roland Liebscher-Bracht mit allen Übungen und Erklärungen, sodass jeder je nach Bedarf die richtige Dehnübung lernen und sich selbst heilen kann. Wer damit keinerlei Erfahrung hat, sollte allerdings nach Möglichkeit bei Frau Schmedes beziehungsweise irgend einem anderen „Liebscher & Bracht"-Therapeuten in seiner Nähe vorbeischauen, um zu lernen und ein Gefühl dafür zu bekommen, wie es sich anfühlt, wenn man die Übungen richtig ausführt. Außerdem erzielt man einen viel schnelleren Heilerfolg, wenn ein ausgebildeter Therapeut die Sehnen manuell behandelt. Ich empfehle jedem, nach Möglichkeit einen der Kurse zu besuchen, die von „Liebscher & Bracht" angeboten werden. Dank dieser Übungen kann ich jeden Teil meines Körpers dehnen und fit halten und für einen gut durchtrainierten Körper sorgen. Inzwischen werden von „Liebscher & Bracht" verschiedene Hilfsmittel wie Schlaufen und Bälle angeboten, die sicherlich hilfreich sind, aber es ist durchaus möglich, auch ohne irgendwelche Hilfsmittel Übungen für den ganzen Körper auszuführen.

Lassen Sie sich bitte nicht davon abschrecken, dass mein persönliches Übungsprogramm inzwischen um die zwei Stunden meiner Zeit in Anspruch nimmt. Ich liebe es, diese Übungen durchzuführen, und genieße die Entspannung, die damit einhergeht, sehr. Wer sich um einen bestimmten Körperteil kümmern möchte, weil er zum Beispiel Schmerzen im Knie hat oder in der Schulter, der braucht nur ein paar Minuten Zeit zu investieren, um sagenhafte Ergebnisse zu erzielen. In der Regel dauert eine

Übung lediglich zwei Minuten. Wer mehr über „Liebscher & Bracht" wissen möchte, sollte sich das Buch *„Schmerzfrei und beweglich bis ins hohe Alter"* von Roland Liebscher-Bracht und Dr. med. Petra Bracht besorgen.

Natürlich gibt es neben Dehnübungen auch noch andere Möglichkeiten, seinem Körper durch Bewegung bewusst etwas Gutes zu tun. Extremsport oder Sport, der eine spezielle Ausrüstung erfordert, würde ich eher meiden, da hier in der Regel einzelne Körperteile und Muskeln auf unnatürliche Weise überbeansprucht werden, während andere wiederum unbeachtet bleiben. Generell empfehle ich, sich lieber an der Natur zu orientieren und Sportarten zu wählen, die den natürlichen Bewegungen des menschlichen Körpers entsprechen, wie zum Beispiel Tanzen, Schwimmen, Laufen, Seilspringen und Joggen oder Bäumeklettern. Hier wird der ganze Körper beansprucht, alle Muskeln werden trainiert, und wir sorgen auf natürliche Weise für Fitness und ein gutes Ausdauertraining.

RAUCHEN

Ich war gerade einmal 15 Jahre alt, als ich zwei Freunden von mir bei einem Gespräch zuhörte. Sie hatten gemeinsam ein Päckchen Zigaretten gekauft und auch einige davon geraucht und stritten sich nun darum, wer das Päckchen mit nach Hause nehmen sollte. Keiner von beiden wollte es haben, weil sie der Versuchung entgehen wollten, noch mehr Zigaretten zu rauchen, und vermutlich auch, damit sie von ihren Eltern zu Hause keinen Ärger bekommen würden. Ich wollte helfen und sagte: *„Gebt sie einfach mir, dann raucht sie wenigstens keiner."*, und sie gaben mir das Päckchen und gingen weg. Die ganze Szene fand auf einem Spielplatz statt, und ich war fest entschlossen, die Zigaretten irgendeinem Erwachsenen zu geben, der ohnehin raucht, oder sie einfach wegzuschmeißen.

Doch kaum war ich alleine, erwachte in mir die Neugier. Ich hatte noch nie geraucht, und wie so viele Menschen vor mir, dachte auch ich: *„Irgendetwas muss das Rauchen einem ja bringen, sonst würden doch nicht so viele Menschen rauchen, also probier einfach eine einzige Zigarette, und dann schmeiß das Zeug weg."* Und so rauchte ich an diesem Tag meine erste Zigarette, die furchtbar ekelhaft schmeckte, und war fortan für viele Jahre nikotinabhängig. Ich wollte einfach immer mehr und konnte nicht mehr damit aufhören. In seinem sehr empfehlenswerten Buch *„Endlich Nichtraucher!"* erklärt Allen Carr sehr ausführlich, wie die Nikotinsucht funktioniert, und gibt viele Anregungen, wie man das Rauchen wieder aufhören kann. Damals gab es dieses Buch allerdings noch nicht, und es sollte viele Jahre dauern, bis ich es schaffte, von der Nikotinsucht wieder loszukommen.

Es gibt Raucher, die argumentieren, dass Menschen schon seit Ewigkeiten rauchen. Auch wenn das sicherlich stimmen mag, so bedeutet das aber noch lange nicht, dass etwas gut und richtig ist, nur weil die Menschen etwas schon immer so machen, schließlich gibt es auch schon seit Ewigkeiten Menschen, die andere Menschen verletzen oder sogar umbringen.

Dass Nikotin der Gesundheit ernsthaft schadet, ist heutzutage allgemein bekannt, daher will ich hier nicht näher auf die Folgen eingehen, sondern lieber denen, die nikotinsüchtig sind, Anregungen geben, das Rauchen etwas bewusster zu gestalten. Einem Raucher zu sagen, dass er mit dem

Rauchen aufhören soll, führt sowieso nicht zu dem gewünschten Ergebnis; er wird lediglich ans Rauchen erinnert und zündet sich so schnell wie möglich die nächste Zigarette an. In diesem Sinne möchte ich mich an dieser Stelle bei allen Rauchern entschuldigen, die sich jetzt wegen mir ausgerechnet beim Lesen dieses Kapitels wahrscheinlich eine weitere Zigarette anzünden. Aufhören wollen muss die betreffende Person schon selbst, denn dies erfordert in der Regel viel Willenskraft und Entschlossenheit.

Viele Raucher zünden sich völlig gedankenlos alle halbe Stunde eine Zigarette an, weil dann die beruhigende Wirkung des Nikotins nachlässt und der Körper nach einer neuen Dosis verlangt. Dann gibt es auch noch die berühmte Zigarettenpause, die einem während der Arbeitszeit die Möglichkeit gibt, sich kurz hinzusetzen und auszuruhen. Versuchen Sie mal bei der Arbeit, sich einfach mal für fünf Minuten hinzusetzen und einfach nur tief durchzuatmen. Das gibt in der Regel Ärger. Aber wenn man eine Zigarette in der Hand hat, dann geht das in den meisten Fällen in Ordnung. Viele Menschen haben es sich zur Gewohnheit gemacht, nach dem Essen eine zu rauchen, und manche Menschen können ohne Zigarette nicht einmal mehr auf Toilette gehen. Wo ich wohne gibt es sogar Leute, die sich eine anzünden müssen, wenn sie aufs Moped oder Motorrad steigen. Auch wenn man als Raucher sieht, wie sich ein anderer eine Zigarette anzündet, gerät man schnell in Versuchung, sich ebenfalls eine anzuzünden. Manch einer versucht dann, es noch eine Weile länger auszuhalten. In der Regel greift ein Raucher aber spätestens dann zur Zigarette, wenn er Stress empfindet.

Für Menschen, die mit dem Rauchen aufhören wollen, ist also einer der wichtigsten Faktoren, einen gesünderen Weg zu finden, mit ihrem Stress umzugehen, und zu lernen, stattdessen lieber tief durchzuatmen und bis hundert zu zählen oder so. Und der erste Schritt ist sicherlich, das eigene Rauchverhalten zu analysieren, um sich bewusst zu machen, wann genau man geneigt ist, zur Zigarette zu greifen und warum. In der Regel haben wir uns selbst gewisse Gewohnheiten geschaffen und verbinden mit der Zeit gewisse Tätigkeiten mit dem Rauchen einer Zigarette. Diese Gewohnheiten gilt es also zu durchbrechen und durch andere zu ersetzen. Zum Beispiel kann man versuchen, die Zigarette nach dem Essen durch eine Tasse Tee zu ersetzen (oder am besten gleich durch ein paar Atemübungen), sodass man von der Gewohnheit wegkommt, direkt nach dem Essen zu rauchen. Um das eine vom anderen zu trennen, müssen wir dafür sorgen, dass der zeitliche Abstand zwischen beiden Tätigkeiten immer größer wird. Anfangs hilft es bestimmt auch sehr, sich für eine Weile von Rauchern fernzuhalten, sodass man nicht ständig in Versuchung gerät.

Ich habe zeitweise sehr viele Zigaretten geraucht. Ich habe direkt nach dem Aufstehen eine geraucht, dann noch eine vor dem Frühstück und selbstverständlich auch noch eine danach, eine bevor ich mit dem Kochen angefangen habe, und dann noch eine direkt vor dem Essen und natürlich dann auch noch die berühmte Zigarette nach dem Essen und so weiter. Im Grunde habe ich vor und nach allem, was ich tat, erst einmal eine Zigarette geraucht. Meine Finger waren schon gelblich und stanken ständig nach Zigaretten. Wenn man dann auch noch gerne Kaffee trinkt, erschafft man sich seinen eigenen kleinen Teufelskreis. Durch den Kaffee erhöht sich der Blutdruck und man wird nervös, also raucht man wieder eine Zigarette, um ruhiger zu werden, und der Blutdruck wird gesenkt. Wenn man dadurch zu müde wird, braucht man dann natürlich wieder einen Kaffee. Und so kann man das den ganzen lieben langen Tag machen. Ich selbst habe das ziemlich lange so gemacht, bis mir irgendwann aufgefallen ist, was ich da eigentlich tue. Das funktioniert natürlich ebenso mit schwarzem Tee oder Cola.

Ich persönlich habe bei mir selbst beobachten können, dass ich oft einfach eine Pause brauchte und nur mal richtig tief durchatmen wollte und dann gewohnheitshalber zur Zigarette griff. Immer häufiger legte ich mich stattdessen für ein paar Minuten auf mein Bett und atmete tief ein und aus, was dazu führte, dass ich mich entspannte und dann fürs Erste doch wieder eine lange Zeit meinen üblichen Tätigkeiten nachgehen konnte, ohne eine Zigarette zu rauchen. Nun kann sich nicht jeder jederzeit einfach mal hinlegen und ausruhen. Je nachdem wo und für wen man arbeitet, ist das einfach nicht möglich. Eine andere Möglichkeit ist, sich eine Tasse Tee zuzubereiten und das Ritual des Rauchens damit zu ersetzen oder, wenn das auch nicht geht, einen Schluck Wasser zu trinken und ein paarmal tief ein- und auszuatmen, also eine neue Gewohnheit zu schaffen, um die alte loszuwerden beziehungsweise zu ersetzen, sodass man nicht nur etwas aufhört, sondern gleichzeitig auch etwas Neues beginnt; nicht nur etwas loslässt (verliert), sondern auch etwas Neues bekommt (dazugewinnt).

Man kann sich auch eine Schüssel Weintrauben auf den Tisch stellen und jedes Mal ein paar davon essen, wenn man den Gedanken hat, sich eine Zigarette anzuzünden, und so den Mund anderweitig beschäftigen. Aber achten Sie bitte darauf, die Weintrauben nicht durch etwas anderes zu ersetzen, was dann vielleicht ungesund ist und viel zu viele Kalorien hat. Es gibt viele Menschen, die deutlich zunehmen, wenn sie mit dem Rauchen aufhören, weil sie sich anstelle der Zigaretten nun pausenlos alles andere in den Mund stecken. Mit Weintrauben, Äpfeln und Möhren sind Sie da allerdings ziemlich auf der sicheren Seite. Es ist so gut wie unmöglich, damit an Gewicht zuzulegen. Allerdings sollten Sie diese Technik nur für eine kurze Zeit anwenden, weil das ständige Futtern einerseits den Zähnen schadet und Sie sich andererseits nicht wirklich daran gewöhnen wollen, ständig zu essen beziehungsweise Probleme durch essen zu lösen.

Eine viel bessere Methode ist, jedes Mal fünf oder zehn Kniebeugen oder Liegestütze zu machen, wenn man sich wirklich eine anzünden will. Wenn wir das tun, sind wir nicht nur nach einer Weile topfit, sondern wir programmieren in uns selbst eine neue Gewohnheit, nämlich dass wir immer, wenn wir rauchen wollen, stattdessen Kniebeugen machen, also letzten Endes etwas Gutes für unsere Gesundheit tun. Auf der einen Seite können wir so dieses Schreckensgespenst, diese Angst vor dem Gedanken, eine rauchen zu wollen, loslassen, da wir ja stattdessen im Endeffekt etwas Gutes für unsere Gesundheit tun, und andererseits werden wir diesen Gedanken immer seltener überhaupt erst in uns aufkommen lassen, weil wir natürlich an einem gewissen Punkt dann auch mal keine Lust mehr haben, schon wieder Kniebeugen zu machen. So verknüpfen wir in unserem Unterbewusstsein den Gedanken „rauchen" mit der Tat „Kniebeugen machen", und so wird das Verlangen mit der Zeit immer weniger. Generell ist Sport treiben eine wundervolle und hilfreiche Angelegenheit, wenn man mit dem Rauchen aufhören will. Nicht nur beim Schwimmen, sondern bei so ziemlich allen Sportarten ist es so gut wie unmöglich, dabei zu rauchen. Es gibt auch viele Kräutertees, die eine beruhigende Wirkung haben, wie zum Beispiel Lavendel, Johanniskraut, Melisse, Tulsi und Baldrian.

Bei vielen Rauchern hilft meiner Erfahrung nach nur ein eiserner Wille und der sogenannte „Cold Turkey", also einfach nicht mehr rauchen, egal wie schwer es einem fällt - Augen zu und durch. Ein guter Moment ist, wenn man eine Erkältung hat und den Tag ohnehin im Bett verbringen muss und das Rauchen obendrein sehr schmerzhaft ist. Wenn etwas spürbar wehtut, ist es einfacher, es sein zu lassen. Als ich es auf diese Weise geschafft hatte, durch den ersten Tag hindurchzukommen, ohne zu rauchen, redete ich mir immer wieder ein: *„Wenn Du es heute geschafft hast, nicht zu rauchen, dann kannst Du das morgen auch!"* Und dann wird es mit jedem Tag immer einfacher, weil man sich selbst ja schon bewiesen hat, dass es tatsächlich auch ohne geht und dass man das kann.

Mit dem Rauchen aufzuhören, ist allerdings lediglich der erste Schritt. Ist das einmal geschafft, ist es wie bei jeder Sucht für viele eine große Herausforderung, auch langfristig die Finger davon zu lassen und nicht etwa beim kleinsten Ärger wieder anzufangen. Ich selbst habe insgesamt vier Male mit dem Rauchen aufgehört, und nur ein einziges Mal fiel es mir leicht. Damals wollte ich mit dem Rauchen aufhören, weil ich über beide Ohren in einen Mann verliebt war, der nicht rauchte, und ich glaubte, dass wir eine Chance haben würden, wenn ich damit aufhören würde. LIEBE ist die stärkste Kraft im Universum. Ich brauchte nur an ihn zu denken, wenn ich eine rauchen wollte, und schon fiel es mir leicht, es sein zu lassen. Bei einem Telefonat erklärte er mir, dass ich nicht für ihn, sondern für mich selbst aufhören müsse. Ich verstand nicht, was er damit meinte. Bei einem späteren Telefonat erzählte er mir dann, dass er eine neue Freundin hatte und mit ihr sehr glücklich sei. Prompt fing ich wieder an zu rauchen. Nun verstand ich, was er gemeint hatte. Damals liebte ich mich selbst noch nicht genug, um damit aufzuhören, mir selbst zu schaden.

Und ich hatte noch einen weiteren Fehler gemacht. Ich hatte angefangen, andere dafür zu verurteilen, dass sie nicht so einfach mit dem Rauchen aufhören konnten wie ich. Was ich damals noch nicht wusste: Wenn man andere verurteilt und Fragen stellt wie *„Wie kann man nur...?"*, kommt man früher oder später in eine ähnliche Situation und erhält auf diese Weise eine Antwort auf diese Frage.

Jahre später wollte ich wieder mit dem Rauchen aufhören - diesmal mir selbst zuliebe -, und ich nutzte die Gelegenheit, als ich eine Erkältung hatte. Diesmal fiel es mir wesentlich schwerer, aber es gelang mir und ging auch ziemlich lange gut. Nach einer Weile hatte ich dann allerdings die total bescheuerte Idee, mir selbst beweisen zu wollen, dass ich stärker bin als die Nikotinsucht und die Zigaretten und dass ich in der Lage bin, nur eine einzige Zigarette zu rauchen und dann gleich wieder damit aufzuhören. Das war ein großer Fehler. Wieder konnte ich die Finger nicht davonlassen.

Es dauerte ziemlich lange, bis es mir erneut gelang, mit dem Rauchen aufzuhören. Wieder hatte ich eine Erkältung und nutzte dann die Gelegenheit und nahm mir vor, es von nun an wirklich sein zu lassen. Und das funktionierte auch tatsächlich für eine ganze Weile. Doch eines Tages geriet ich in eine wirklich sehr stressvolle Situation, und wieder war ich so schwach, entgegen jeder Vernunft Zigaretten zu kaufen und eine zu rauchen. Ein weiteres Mal hoffte ich, dass ich stark genug sein würde, direkt wieder damit aufzuhören, aber weit gefehlt. Wieder dauerte es Jahre, bis ich die Kraft fand, mit dem Rauchen aufzuhören. Es dauerte mehr als zwei Jahre, in denen ich mich selbst hasste für jede einzelne Zigarette, die ich rauchte. Ich schämte mich so sehr, vor allem vor meinem Sohn. Ich fühlte mich so schwach und verachtete mich selbst dafür. Als ich dann eines Tages endlich - wieder einmal Dank einer Erkältung - die Kraft fand, mit dem Rauchen aufzuhören, nahm ich mir ganz fest vor, nun für immer die Finger vom Nikotin zu lassen.

Ich habe eingesehen, dass ich nicht stark genug bin, um nur mal ab und zu eine Zigarette zu rauchen. Es gibt Leute, die das können. Ich gehöre sicherlich nicht dazu. Und ich will das auch gar nicht mehr, denn Zigaretten schmecken furchtbar und haben mir nie geschmeckt. Inzwischen macht mir auch die Gesellschaft von Rauchern überhaupt nichts mehr aus, und ich spüre keinerlei Versuchung mehr, selbst auch eine Zigarette rauchen zu wollen. In den ersten Jahren hatte ich jederzeit ein Päckchen Kräuterzigaretten in der Tasche, die kein Nikotin enthalten und mir anfangs sehr geholfen haben, wenn ich in Versuchung geriet, eine zu rauchen, aber nach einigen Monaten brauchte ich die auch nicht mehr. Das Ganze ist jetzt mehr als sechs Jahre her, und ich bin weiterhin fest entschlossen, Zigaretten nicht mehr anzurühren. In den letzten Jahren gab es viele sehr stressvolle Situationen in meinem Leben, aber Gott sei Dank habe ich gelernt, mit Stress anders umzugehen.

LEIDEN

Leiden ist ein unvermeidlicher Bestandteil des Lebens. Das wurde mir erst so richtig bewusst, als mein Sohn seine ersten Zähne bekam und ich mir meine eigene Machtlosigkeit eingestehen musste. Es war mir nicht möglich, ihm dieses Leid zu ersparen. Sicher, es gibt eine Menge Möglichkeiten, es dem zahnenden Kleinkind einfacher zu machen und das Leiden zumindest zu lindern - wie häufiges Stillen, Bernsteinkettchen, Reiki und so weiter -, aber ganz verhindern lässt sich das Leiden wohl nicht. Sollten Sie einen Weg wissen, Kindern dieses Leid zu ersparen, dann teilen Sie dieses Wissen bitte mit mir. Vielleicht ist es ja doch möglich, und ich habe einfach noch nicht herausgefunden wie. Bis dahin hatte ich immer gedacht, dass wir nur dann leiden, wenn wir irgendetwas falsch gemacht haben, aber als ich meinem zahnenden Sohn beim Leiden zusehen musste, wurde ich diesbezüglich eines Besseren belehrt.

Generell ist Leiden ein wichtiges Thema im Leben der meisten Menschen, und auch hier konnte ich über die Jahre feststellen, dass man auch mit diesem Thema bewusster umgehen kann, was das Leiden im Ganzen etwas „angenehmer" und einfacher macht. Eckhart Tolle, der Autor des wundervollen Buches *„Jetzt! Die Kraft der Gegenwart"*, sagte einmal: *„The world is **not** here to make you happy. It's here to make you conscious."* (*„Die Welt ist **nicht** hier, um Dich glücklich zu machen. Sie ist hier, um Dich bewusst zu machen!"*) Und plötzlich macht so vieles Sinn!

Auch Leiden kann uns dabei helfen, bewusster zu werden. Es wirft uns mit einem Mal heraus aus unserer klassischen Routine und unserem gewohnten Alltag. Plötzlich ist da etwas, was alles andere dominiert und mehr oder weniger unsere volle Aufmerksamkeit verlangt.

Wenn sie leiden, machen manche Menschen den Fehler, über nichts anderes mehr zu reden und im Gespräch mit anderen unentwegt über ihr Leiden zu sprechen, frei nach dem Motto: Geteiltes Leid ist halbes Leid. Bestimmt ist es von Vorteil, sich einmal richtig auszuweinen und auch mit guten Freunden darüber zu reden, wie man sich fühlt, beziehungsweise bei den richtigen Leuten um Rat zu fragen. Wenn man jedoch pausenlos den ganzen Tag nur noch über sein Leiden spricht und so den ganzen Tag

Energie in dieses Thema lenkt, verstärkt man das Leiden dadurch nur und macht es damit noch schlimmer.

Einige Menschen haben sich so sehr an den Energieschub gewöhnt, den sie durch die Aufmerksamkeit der anderen bekommen, wenn sie ihnen von ihrem Leiden erzählen, dass sie gar nicht mehr damit aufhören wollen und regelrecht süchtig danach geworden sind. Sie richten ihre Aufmerksamkeit unentwegt auf ihr Leid und vergrößern es damit. Und so machen sie das Leiden zum Mittelpunkt ihres Lebens.

Manchmal ergeben sich diese Situationen, in denen wir mit Leid und Krankheit konfrontiert sind und von jetzt auf gleich aus unserer Routine herausgerissen werden, weil wir es in unserem Leben einfach übertrieben haben und endlich mal eine Auszeit brauchen, die wir uns aber nicht einfach so selbst gönnen würden. Also werden wir durch einen Unfall oder durch Krankheit dazu gezwungen, uns die Zeit zu nehmen und uns auszuruhen und über unser Leben, unseren Alltag und unser Verhalten nachzudenken, wobei uns die dabei gewonnenen Erkenntnisse dabei helfen können, neue Entscheidungen zu treffen und unser Leben zum Positiven zu verändern.

In der Regel sind wir auf einmal gezwungen, Dinge anders zu tun als wir es gewöhnt sind, da wir nun plötzlich in irgendeiner Weise eingeschränkt sind, und so eignen wir uns neue Fähigkeiten an, um mit der ungewohnten Situation umgehen zu können. Das wiederum hilft uns, andere besser zu verstehen, die vielleicht dauerhaft eingeschränkt sind und ständig leiden.

Wir bekommen die Möglichkeit, neue Wege kennenzulernen, wie wir uns selbst heilen können, und lernen vielleicht wundervolle Menschen, Heiler und Heilmethoden kennen, die uns dabei helfen können, bewusster mit unserem Leiden umzugehen und uns zu heilen. Mit dem dabei gewonnenen Wissen können wir dann später wiederum anderen Menschen helfen, mit ihrem eigenen Leiden bewusster umzugehen.

Als ich vor einiger Zeit einen Moped-Unfall hatte, bei dem ich mir einige größere Wunden am linken Fuß zugezogen hatte, sodass ich damit nicht mehr auftreten, also auch nicht mehr richtig laufen konnte, war ich mehr oder weniger dazu gezwungen, meine Tage im Sitzen und Liegen zu verbringen. Da ich persönlich davon überzeugt bin, dass alles, was mir passiert, letztendlich zu meinem eigenen Wohl geschieht, fragte ich mich natürlich, wozu um alles in der Welt das gut sein sollte. Gott sei Dank kann ich meiner beruflichen Tätigkeit auch im Sitzen nachgehen. Was Einkauf, Essenszubereitung, Haushalt, Duschengehen und so weiter angeht, war diese Zeit allerdings eine echte Herausforderung.

Gerade als ich mich wieder einmal fragte, warum ich durch diese Zeit des Leidens gehen beziehungsweise sitzen musste, ereignete es sich, dass ich beim Essen in einem wundervollen Buch las - *„Anleitung zum Dimensionswechsel"* von Günther Wiechmann -, das ich jedem von ganzem Herzen empfehlen möchte. Was dort stand, brachte mir spontan Erleichterung, und ich musste erst einmal herzhaft lachen. Körperliche Schmerzen, so las ich dort, sind nämlich eine wunderbare Methode, Karma abzutragen, ohne dabei neues Karma zu kreieren.

Wenn wir Karma abtragen, weil uns irgendetwas Unangenehmes passiert, verursacht dies in der Regel wieder neues Karma bei der Person, die für unser Leid verantwortlich ist beziehungsweise es verursacht hat. Wenn wir allerdings durch selbst verursachte Unfälle (ohne weitere Beteiligte) oder Krankheit Leid erfahren, so bekommen wir hier die wertvolle Gelegenheit, Karma abzutragen, ohne dabei wieder neues Karma zu verursachen.

Um die Zeit des Leidens erträglicher zu machen, hilft es, sich vom Schmerz abzulenken - entweder durch Arbeit oder durch ein Buch oder dadurch, sich einen lustigen Film anzusehen. Auch ein Spaziergang durch die Natur ist sehr hilfreich, wenn man denn laufen kann. Wenn wir unsere Aufmerksamkeit auf etwas anderes lenken, fällt es uns leichter, das Leid zu ertragen beziehungsweise den Schmerz zu ignorieren. Wichtig ist auch, dem Körper viel Ruhe und Schlaf zu gönnen und darauf zu achten, tief durchzuatmen. Oft halten wir den Atem an, wenn wir Schmerzen haben, wobei es im Gegenteil hilfreich ist, tief durchzuatmen, immer wieder tief ein- und auszuatmen, um den Schmerz so gut wie möglich loslassen zu können.

Was auch hilft - auch wenn es auf den ersten Blick nicht sehr nett erscheint - ist, wenn man sich das Leid anderer Menschen vor Augen hält, denen es viel schlechter geht als einem selbst, wodurch man sich der Tatsache bewusst wird, dass es einem selbst doch vergleichsweise recht gut geht. In seinem sehr lehrreichen Buch „*Wissen ist Macht*" schreibt Dr. Dinero über das Leiden: „*Leiden ist Widerstand gegen das, was ist.*", und er erklärt, dass die Lösung in unserer emotionalen Akzeptanz liegt.

Gerade wenn es um seelisches Leiden geht, hilft es sehr herauszufinden, warum uns das passiert ist, was unser Leid verursacht. Wenn eine andere Person uns etwas angetan hat, sollten wir versuchen zu verstehen, warum diese Person genau so gehandelt hat. Jeder Mensch tut im Endeffekt das, was er - aus welchen Gründen auch immer - für richtig hält, und wenn wir zumindest nachvollziehen können, warum diese Person das getan hat, was sie glaubte, tun zu müssen, fällt es uns wesentlich leichter, dieser Person zu verzeihen. Und wenn wir es schaffen zu vergeben, lassen wir automatisch einen Großteil des Leidens los und fühlen uns augenblicklich besser.

Wenn in meinem Leben etwas geschieht, das bei mir Leid verursacht, so stelle ich mir zuallererst die berühmte Frage: „*Warum muss das ausgerechnet mir passieren?*" Jeder kennt diese Frage, und wenn man lange genug dranbleibt, findet man in der Regel auch die Antwort darauf. Zugegeben, manchmal kann es ziemlich lange dauern, bis uns die Antwort auf diese Frage klar wird und wir einsehen, wofür das erfahrene Leid gut war - manchmal dauert es sogar viele Jahre.

Aber in den allermeisten Fällen kann man im Nachhinein feststellen, dass sich etwas ganz Wichtiges im eigenen Leben nur deshalb ereignet hat, weil man damals dieses unangenehme beziehungsweise schmerzhafte Erlebnis hatte, das einen gezwungen hat, etwas zu tun, was man ansonsten nicht getan hätte, was aber im Grunde dringend notwendig war - oder dass man durch die damit verbundene Situation einen Menschen kennengelernt hat, den man ansonsten nicht getroffen hätte. Und wenn wir erst einmal zu dieser Erkenntnis kommen, dann können wir das mit dem Schmerz und Leid verbundene Trauma auf diese Weise auflösen und diesen Schicksalsschlag in Dankbarkeit annehmen.

PINKELN

Während meiner Schwangerschaft nahm ich an einem Geburtsvorbereitungskurs teil und lernte dort, dass man tatsächlich sogar „bewusster" pinkeln kann. Die meisten Menschen flitzen einfach so schnell wie möglich zum Klo, wenn es so weit ist, bringen es so schnell wie möglich hinter sich und wenden sich wieder anderen Tätigkeiten zu. Auch ich habe bis zu meiner Schwangerschaft genau das getan. Meistens ist der ganze Vorgang mit einer gewissen Eile verbunden. Oft sagen wir sogar: *„Ich geh mal schnell pinkeln."* Das mag daher rühren, dass die meisten Menschen sich die Toilette mit anderen teilen müssen und daher immer „Gefahr laufen", gestört zu werden oder jemand anderen dadurch zu „stören", dass jener gezwungen ist zu warten und „einzuhalten", wenn das Klo besetzt ist.

Es ist durchaus von Vorteil, sich beim Pinkeln Zeit zu lassen und zu entspannen und ganz und gar bei der Sache zu sein, also dem Vorgang die entsprechende Aufmerksamkeit zu geben. Pinkeln ist ein sehr wichtiger Reinigungsvorgang, daher ist es vorteilhaft, beim „Wasserlassen" auch wirklich möglichst alles herauszulassen, was zum Abtransport fertig ist. Um das zu erreichen, müssen wir uns dabei entspannen und nicht einfach nur schnell mal pinkeln gehen, wenn der Druck auf die Blase zu groß wird, sondern uns stattdessen Zeit nehmen und ein paarmal tief durchatmen, sodass der Körper sich entspannen und loslassen kann. Wenn ich sehr beschäftigt bin, vergesse ich das manchmal, weil ich in Eile bin, und will dann auch wieder losflitzen, nachdem ich den nötigsten Druck abgelassen habe. Wenn mir dann bewusst wird, dass ich der Sache nicht die nötige Aufmerksamkeit geschenkt habe, gehe ich wieder zurück, setze mich wieder hin und atme mehrere Male tief durch, und in den allermeisten Fällen kommt dann noch eine gehörige Menge Flüssigkeit heraus, die ich ansonsten weiterhin mit mir herumgetragen hätte. Dasselbe passiert, wenn wir uns während des Pinkelns mit jemandem unterhalten. Wenn ich dabei jemandem zuhöre, dann ist mein Körper darauf eingestellt, etwas - in diesem Falle Information - aufzunehmen, und ich bin abgelenkt. Es ist schwierig, etwas aufzunehmen und gleichzeitig etwas aus dem Körper auszuscheiden. Wie schon Hagbard Celine sagte: *„Pfeif nicht, wenn Du pisst."* Die Ausscheidung sollte unsere volle Aufmerksamkeit haben, damit der Vorgang der Entgiftung so gut wie möglich funktioniert.

Im Grunde gilt dies für alle Tätigkeiten, also dass wir sie eben besser ausführen, wenn wir uns voll und ganz darauf konzentrieren und uns nicht ablenken lassen. Wenn wir unsere Blase vollends entleeren, dann wird es dementsprechend auch länger dauern, bis wir das nächste Mal den Drang spüren, erneut das Klo aufzusuchen.

Eine andere Sache, die ich in diesem Geburtsvorbeitungskurs gelernt habe, ist, Kinder nicht dazu zu drängen, pinkeln zu gehen, wenn sie gar nicht müssen. Das geschieht oft, wenn man das Haus verlässt, da man verhindern will, dass das Kind plötzlich pinkeln muss, wenn man unterwegs ist und gerade keine Toilette in der Nähe ist. Das ist natürlich absolut nachvollziehbar, andererseits ist aber heutzutage fast überall eine Toilette zu finden. Für die Entwicklung des Kindes beziehungsweise der Blase des Kindes ist es wichtig, dass es lernt, mit der Zeit immer größere Mengen von Flüssigkeit immer länger einhalten zu können, was wir verhindern, wenn wir unsere Kinder bei jedem Ortswechsel aufs Klo setzen beziehungsweise schicken. Außerdem wollen wir ja auch, dass das Kind mit der Zeit lernt, einhalten zu können, wenn es denn mal nötig ist. Natürlich ist es nicht gut, zu lange einzuhalten, aber manchmal ist es eben notwendig, mindestens für eine Weile einhalten zu können. Wenn wir unsere Kinder ständig aufs Klo schicken, nehmen wir ihnen die Möglichkeit, dies zu lernen.

Wer mit dem Gedanken spielt, eine Familie zu gründen, den mag vielleicht auch das Folgende interessieren. Als mein Sohn eineinhalb Jahre alt war, lernte ich von einer guten Freundin, dass viele Kinder ganz ohne Windeln aufwachsen. Wieder einmal war ich total vor den Kopf gestoßen und durfte etwas lernen, was für mich zuvor undenkbar war. Leider war mein Sohn zum damaligen Zeitpunkt schon „zu alt" dafür, sodass ich dies nicht mehr selbst ausprobieren konnte, weil er sich schon daran gewöhnt hatte, Windeln zu tragen und ohnehin bald aus dem Windelalter heraus sein würde, aber ich beschloss damals, dass ich das auf jeden Fall ausprobieren würde, falls ich irgendwann ein weiteres Kind zur Welt bringen sollte.

Oft werden Windeln erst gewechselt, wenn sie schwer und „richtig voll" sind. Das mag finanzielle Gründe haben oder vielleicht sogar der Umwelt zuliebe geschehen, um möglichst wenig Müll zu produzieren. Die Babys und Kleinkinder wollen allerdings nicht wirklich in vollgepinkelten Windeln herumliegen oder -laufen. Auch schadet die Säure der ausgeschiedenen Flüssigkeit der zarten Kinderhaut. Schon die kleinsten Babys geben Signale von sich, wenn sie pinkeln müssen, und man kann lernen, diese Signale wahrzunehmen und dem Kind entsprechend zu helfen. Erst wenn diese Signale fortwährend ignoriert werden, geben die Kleinen irgendwann auf und pinkeln unter sich beziehungsweise in die Windel und gewöhnen sich dann mit der Zeit daran. Wenn man sich die gleiche Situation mit einem älteren Menschen vorstellt, der Hilfe braucht, um aufs Klo zu kommen und dann nicht gehört wird, wenn er diese Hilfe braucht, sodass er gezwungen ist, sich vollzupinkeln, dann kann man sich in etwa vorstellen, welche Auswirkungen diese Erfahrung auf die Seele und Entwicklung eines Menschen hat. Es gibt sehr interessante Literatur zu diesem Thema, und wer sich dafür interessiert, dem empfehle ich, das Buch *„Windelfrei? So geht's!"* von Lini Lindmayer zu lesen.

In diesem Kapitel muss auch das Folgende zumindest kurz erwähnt werden. Es ist wirklich ekelhaft, wenn man sich auf eine Toilette setzt und dann plötzlich feststellt, dass die Klobrille vollgepinkelt wurde. Und auch wenn viele Menschen den Männern hierfür in der Regel die Schuld geben, möchte ich kurz anmerken, dass es auch viele Frauen gibt, die sich nicht auf jede Toilette setzen möchten und sich deshalb so gut wie möglich über die Klobrille hocken und dabei nicht immer treffen. Es wäre daher schön, wenn wir alle lernen, bewusster zu pinkeln und generell eine Toilette so zu hinterlassen, wie wir sie auch selbst vorfinden wollen. Wer sich nicht darauf setzen möchte, sollte also generell die Klobrille hochklappen, und das gilt wie gesagt auch für uns Frauen.

Um dieses Thema abzuschließen, möchte ich noch auf einen weiteren sehr wichtigen Aspekt hinweisen. Viele Menschen wissen es nicht, aber der Urin eines gesunden Menschen ist farblos und durchsichtig wie Wasser. Leider gibt es heutzutage nur wenige Menschen, deren Urin farblos ist, und viele haben sich an eine gelbliche Färbung gewöhnt, sodass sie diese sogar schon für normal halten. Wenn der Urin stark gelb gefärbt ist, dann bedeutet das, dass wir zu viele ungesunde Lebensmittel beziehungsweise Giftstoffe zu uns genommen haben und der Körper nicht gesund ist und sehr viel zu entgiften hat. Je dunkler und intensiver die Gelbfärbung ist, desto schlechter steht es um die Gesundheit eines Menschen. Sollte sich zusätzlich eine rote Färbung zeigen, ist es allerhöchste Zeit, einen Arzt aufzusuchen oder anderweitig für Heilung zu sorgen. Auch ist der Urin eines gesunden Menschen geruchlos. Wenn er einen starken Geruch aufweist, deutet das darauf hin, dass die Niere überlastet ist und mit der Entgiftung nicht mehr hinterherkommt.

Wenn die Niere dauerhaft überlastet ist, weil sie mit der Entgiftung nicht mehr hinterherkommt, weil dem Körper mehr Giftstoffe zugeführt werden als die Niere entsorgen kann, dann kommt es mit der Zeit zur Bildung von Nierensteinen, was sehr schmerzhaft sein kann. Ärzte empfehlen dann oft eine Operation, die sie dann nach einer Weile wiederholen können, wenn der Patient seine Gewohnheiten nicht ändert. Doch es gibt auch viele andere Möglichkeiten, Nierensteine auf natürlichem Wege wieder loszuwerden. Man sollte dann vor allem sehr viel gutes Wasser trinken (ohne Kohlensäure und am besten mit viel frisch gepresstem Zitronensaft) und viele frisch gepresste Säfte aus Zitrusfrüchten. Nach einer Weile kann man die Nierensteine mit dem Urin ausscheiden, was zwar für den Moment schmerzhaft sein kann, andererseits aber eine Operation überflüssig macht. Wer sicherstellen möchte, dass sich keine neuen Nierensteine bilden, sollte allerdings generell seine Ernährungsgewohnheiten ändern.

INFORMIEREN

Zu einem bewussteren Leben gehört es auch dazu, sich darüber zu informieren, was so los ist auf der Welt. Wir sollten zumindest bei all jenen Dingen, die unser eigenes Leben unmittelbar betreffen, herausfinden, was es wirklich damit auf sich hat, und nicht einfach alles ungeprüft glauben, was die Massenmedien uns jeden Tag als Nachrichten präsentieren, denn das kann tatsächlich mitunter sehr gefährlich sein.

Viel zu viele Menschen beziehen ihre Informationen immer noch aus dem Fernsehen oder der Zeitung oder aus populären Magazinen, obwohl gerade die letzten Jahre eigentlich jedem noch einigermaßen klar denkenden Menschen bewiesen haben sollten, dass sich gerade diese Medien als zuverlässige Informationsquellen ganz und gar nicht eignen. Ich persönlich habe schon seit vielen, vielen Jahren keinen Fernseher mehr, und ich lese auch keine Zeitungen oder Magazine. Die meisten dieser Quellen werden von diversen finanzstarken Gruppierungen finanziell unterstützt und kontrolliert, die sich damit einen gewissen Einfluss erkaufen, den sie nicht wirklich zum Wohle des Volkes und des einfachen Mannes nutzen, sondern in erster Linie für ihre eigenen oft manipulativen Zwecke, was Gott sei Dank immer mehr Menschen heutzutage immer deutlicher bewusst wird.

Früher haben Menschen sich gegenseitig mit den neuesten Neuigkeiten versorgt, aber da die meisten Leute heute meistens einfach nur das wiederholen, was die Massenmedien verbreiten, sind diese Art von Neuigkeiten heutzutage generell mit größter Vorsicht zu genießen und oft nicht ernst zu nehmen.

Wir werden durch die Medien auf jede irgendwie erdenkliche Art und Weise manipuliert, und die einzige Quelle, die uns noch bleibt, um einigermaßen zuverlässige und der Wahrheit entsprechende Informationen zu erhalten, ist heutzutage das Internet, das durch die stetig zunehmende Zensur und Kontrolle allerdings auch schon ziemlich einseitig geworden ist. Dennoch ist es zumindest bisher weiterhin möglich, aus dem Internet brauchbare Informationen zu gewinnen, auch wenn es dazu ein wenig Übung bedarf, denn auch hier grenzt es an ein Kunststück herauszufinden, was Wahrheit und was Lüge ist. Im Grunde kann man das nur herausfinden, indem man eine bestimmte Nachrichtenplattform oder andere Quelle für längere Zeit beobachtet. Ich persönlich beziehe einen Großteil meiner täglichen Nachrichten schon seit geraumer Zeit über die Nachrichtenplattform *dieunbestechlichen.com* und fühle mich damit sehr gut und umfassend informiert.

Inzwischen gibt es im Internet zahlreiche alternative Informationsdienste und Aktivistengruppen zu verschiedensten Themen, die sich ernsthaft Mühe geben, dem Interessierten verlässliche Informationen über verschiedenste Themen zugänglich zu machen. Immer mehr Journalisten kehren den Massenmedien den Rücken und veröffentlichen im Internet ihre eigenen Nachrichtensendungen, weil sie irgendwann einmal aus Überzeugung Journalist geworden sind und sie wirklich gerne die Wahrheit herausfinden und mit anderen Menschen teilen wollen. Bei den großen Zeitungen und Fernsehsendern ist ihnen das oft gar nicht mehr möglich, da dort vornehmlich auf die Interessen der Regierenden beziehungsweise einflussreicher Politiker und anderer zahlreicher Geldgeber und Inserenten „Rücksicht genommen" wird, um es einmal freundlich auszudrücken.

Der Journalist Julian Assange, der seit April 2019 entgegen jeder Vernunft in England in einem Hochsicherheitsgefängnis eingesperrt und gefoltert wird, weil er die Wahrheit publiziert hat, und nichts als die Wahrheit, ist ein trauriges Beispiel für die verlorengegangene Pressefreiheit, die heute nur noch in den Köpfen einiger allzu leichtgläubiger Menschen fortbesteht. In seinem Fall arbeiten sogar mehrere Länder gemeinsam daran, die Wahrheit zu unterdrücken und einen Menschen zum Schweigen zu bringen, nur weil es ihnen unangenehm ist, dass er die Wahrheit veröffentlicht. Wenn Sie dabei mithelfen möchten, sein Leben zu retten, dann unterstützen Sie bitte die Petition, die Sie hier im Internet finden können:

change.org/p/free-julian-assange-before-it-s-too-late-stop-usa-extradition

Aber Gott sei Dank gibt es immer noch furchtlose und ehrbare Journalisten, die sich der Wahrheit verschrieben haben. Und die alternativen Nachrichten, die diese Journalisten überall im Internet anbieten, sind oft sehr gut recherchiert und super interessant.

Eine weitere zuverlässige Informationsquelle sind Bücher, da seriöse Autoren in der Regel lange recherchieren und sich umfassend schlaumachen, bevor sie sich daranmachen, ein Buch über ein Thema zu schreiben. Hinzu kommt, dass ein Buch nicht wie eine Tageszeitung am nächsten Tag schon keinen Wert mehr hat, sondern für eine wesentlich längere Lebensdauer ausgelegt ist. Der Autor kann sich später nicht herausreden und muss zu dem stehen können, was er da geschrieben hat. Wenn sich herausstellt, dass er gelogen hat, verkauft sich das entsprechende Buch plötzlich nicht mehr, und alle Arbeit war umsonst. Es bringt natürlich auch finanzielle Nachteile mit sich, wenn ein Autor einen schlechten Ruf hat und sich sein Buch demzufolge nicht verkauft. Daher kann man bei Büchern davon ausgehen, dass der Autor über seine Aussagen zumindest gründlich nachgedacht hat, bevor er sie veröffentlichte. Allerdings sollte man auch immer bedenken, dass die meisten Bücher natürlich im Grunde ja immer lediglich die Meinung eines einzelnen Menschen repräsentieren, also die Meinung des Autoren.

Leider gibt es aber auch Unmengen von schlechten Büchern, die oft von Autoren stammen, die es sich leisten können, wenn sich ihr Buch nicht so gut verkauft, und die aus Prestigegründen ein Buch veröffentlicht haben. Ebenso gibt es auch viele Bücher, die reichlich Lügen enthalten und oft von finanzstarken Geldgebern finanziert werden, denen es in erster Linie um Meinungsmache geht. Wenn ein Schriftsteller bekannt ist und sich zu verschiedenen Themen auf gewisse Weise äußert, dann kann man auf diesem Wege sehr viele Menschen und damit im Endeffekt die öffentliche Meinung beeinflussen.

Also passen Sie gut auf, was Sie von all den Informationen, die durch die verschiedensten Quellen an Sie herangetragen werden, glauben, und hinterfragen Sie am besten generell alles. Prüfen Sie selbst nach, und vergleichen Sie verschiedene Informationsquellen miteinander, um sich Ihr eigenes Urteil zu den verschiedensten Themen bilden zu können. Stellen Sie sich immer die berühmte Frage: *„Cui bono?"* - *„Wem nützt es?"* Wer hat welchen Nutzen davon, wenn die Menschen glauben, dass etwas soundso ist? Und hören Sie auf Ihr Bauchgefühl, auf Ihre Intuition! Das ist nämlich am Ende unsere beste Informationsquelle überhaupt, denn die lässt sich nicht manipulieren.

LIEBEN

Bewusster lieben ist etwas, das mein Leben von grundauf geändert hat! Von allen Kapiteln dieses Buches ist dies mein absolutes Lieblingskapitel, und das aus einem ganz einfachen Grund: Wenn alle Menschen lernen, bewusster zu lieben und mit dem Thema LIEBE bewusst umzugehen, dann wandelt sich dieser wunderschöne Planet im Handumdrehen zu einem unbeschreiblich lichtvollen Paradies, und all das unnötige Leiden hat ein Ende!

Wenn wir LIEBE fühlen, sind wir voller Freude und Licht und so stark, dass es nichts gibt, das uns irgendetwas anhaben könnte. Wir strahlen diese Freude und dieses Licht aus und stecken andere sozusagen damit an, da ihnen in der Gegenwart dieser reinen und positiven Energie gar nichts anderes übrig bleibt. Das ist wie beim Lachen und beim Lächeln. Die meisten Menschen lächeln automatisch zurück, wenn sie freundlich angelächelt werden. Die wenigsten bleiben davon unberührt und kehren sich schlecht gelaunt ab. Und auch Lachen hat eine ansteckende Wirkung, die so stark ist, dass einige Menschen sogar Lach-Treffen organisieren, um sich dort mit anderen Menschen zu treffen, um gemeinsam zu lachen, was nachgewiesenermaßen sehr gesundheitsförderlich ist - und außerdem zum Schreien komisch.

LIEBE ist das schönste aller Gefühle, die wir zu fühlen imstande sind, und gleichzeitig der beste Schutz vor jeder wie auch immer gearteten Gefahr. Wer von LIEBE erfüllt ist, der wird immer eine Lösung finden für jedes noch so groß erscheinende Problem, für jede Herausforderung. LIEBE macht uns stark, selbstbewusst und mächtig. LIEBE ist so stark, dass sie mit ihrem Licht alles um sich zum Strahlen bringt. Wer so viel Dunkelheit in sich trägt, dass er sich weigert, dieses Licht auf sich wirken und in sich hinein zu lassen, der wird sich zurückziehen und jeden Ort, an dem diese hohe und reine Energie herrscht, verlassen beziehungsweise meiden. Richtig düstere Gesellen halten es in der Gegenwart von LIEBE nicht lange aus, und so schützt die LIEBE all jene, die sich für sie geöffnet und sich mit ihr verbunden und verbündet haben.

LIEBE ist etwas, das so gut wie jeder begehrt und fühlen möchte. Jeder will geliebt werden, und jeder will auch selbst lieben! Und doch bringt das Thema LIEBE so viel Leid in das Leben unzähliger Menschen, die oft gar nicht verstanden haben, was LIEBE eigentlich ist, und ständig aufs Neue enttäuscht werden, weil sie durch eine falsche Erwartungshaltung fehlgeleitet sind. Sie dürsten verzweifelt nach LIEBE, suchen diese aber an der falschen Stelle, anstatt zu realisieren, dass die Kraft der LIEBE jederzeit überall vorhanden ist und allen frei zur Verfügung steht. LIEBE ist überall! Man kann das vergleichen mit jemandem, der Angst hat zu verdursten, obwohl er gerade gleichzeitig in einem See schwimmt und von Wasser umgeben ist.

Das ist ähnlich wie beim Atmen. Oft sind wir völlig außer Atem, wenn wir uns sehr angestrengt haben, oder wir vergessen, richtig zu atmen, weil wir so furchtbar beschäftigt sind, oder wir halten den Atem an, weil wir gespannt zuhören oder etwas uns so überrascht hat, dass wir für einen Moment vergessen zu atmen. Viele Menschen atmen aber auch generell den ganzen Tag über nicht entspannt und tief ein und aus, sondern haben aus den verschiedensten Gründen über die Jahre eine viel zu flache Atmung entwickelt, sodass die Sauerstoffaufnahme dadurch eingeschränkt ist. Aber die Möglichkeit, ganz entspannt und tief durchzuatmen und unseren Körper optimal mit Sauerstoff zu versorgen, ist jederzeit vorhanden! Wir müssen es nur tun!

Und genauso ist es mit der LIEBE! Die Möglichkeit, LIEBE zu fühlen, ist überall und jederzeit vorhanden! Wir müssen uns nur dafür öffnen und uns dafür entscheiden und unsere Aufmerksamkeit auf LIEBE richten! Nun ja - zugegeben - auch hier gilt: Übung macht den Meister! Der Mensch ist ein „Gewohnheitstier", und da wir uns - in den meisten Fällen über einen sehr langen Zeitraum hinweg - daran gewöhnt haben, mit dem Thema LIEBE anders umzugehen, braucht es mitunter ein bisschen Übung, diesen neuen Umgang mit dem Thema LIEBE zu erlernen und sich mehr und mehr daran zu gewöhnen, einfach immer und jederzeit in LIEBE zu sein! Es ist garantiert die Mühe wert!

Als ich klein war, dachte ich immer, dass LIEBE etwas ist, das von außen kommt, etwas, das man von anderen bekommt und das man sich erst verdienen muss. Und dieser Irrglaube scheint die ganze Welt zu beherrschen und unzählige Menschen unglücklich zu machen, die oft ihr ganzes Leben danach ausrichten und alles Mögliche zu tun bereit sind, um endlich von irgendjemandem geliebt zu werden.

Zuerst wollen wir von den Eltern geliebt werden, und viele Kinder würden alles dafür tun, um sicherzustellen, dass sie von ihren Eltern geliebt werden. Kaum sind wir im richtigen Alter - und bei viel zu vielen geschieht dies noch viel früher -, kämpfen wir mit allen Mitteln darum, einen Partner zu finden, der uns die so sehr begehrte LIEBE gibt. Oft wird LIEBE mit Sicherheit gleichgesetzt. Wenn wir jemanden haben, der uns liebt und der sich um uns kümmert und uns hilft, wenn wir in Not sind, dann fühlen wir uns sicher, dann ist unser Leben abgesichert - zumindest solange sich daran nichts ändert...

Nun, bei Kindern ist diese Einstellung absolut nachvollziehbar, da sie tatsächlich auf das Wohlwollen ihrer Eltern angewiesen sind, ohne deren Hilfe sie nur sehr schwer überleben können. Sie sind von ihnen abhängig, da die Eltern die Macht haben, das Leben ihrer Kinder sehr angenehm oder eben auch sehr unangenehm zu gestalten. Ein Erwachsener sollte dahingegen in der Lage sein, selbst für seinen Lebensunterhalt zu sorgen und daher frei sein von der Notwendigkeit, irgendjemandem gefallen oder sich verstellen zu müssen.

Vor hundert Jahren war die Situation sicherlich noch eine andere, und gerade Frauen waren darauf angewiesen, jemanden zu finden, der sie attraktiv findet und sich für sie entscheidet und sie heiratet, damit sie in ehrenvoller Weise aus dem elterlichen Haus herauskommen konnten, um dann gemeinsam mit ihrem Ehemann ein eigenes Leben zu beginnen und für ihre eigene Zukunftsabsicherung Kinder in die Welt zu setzen. Damals mussten die Frauen jemanden finden, der sie beschützt und sich um sie kümmert. Die Erwartungen seitens der Familie und auch der Gesellschaft waren groß und setzten sowohl Frauen als auch Männer unter Druck, diesen Erwartungen Folge zu leisten, um in dieser Gesellschaft zu überleben. Aber diese Zeiten sind vorbei! Heutzutage haben wir - zumindest in unseren Breitengraden - die Freiheit, uns für ein selbstbestimmtes Leben zu entscheiden und sind nicht mehr dazu gezwungen, uns von der Gesellschaft in irgendwelche Rollen drängen zu lassen, sondern können unser Leben zu einem großen Teil frei und selbst gestalten.

Wie kommt es also, dass die meisten Menschen so sehr darauf fokussiert sind, andere Menschen - oder zumindest einen anderen Menschen - dazu zu bringen, sie zu lieben? Ich glaube, dass heutzutage in erster Linie die Filmindustrie dafür verantwortlich ist, die in unzähligen Filmen auf verschiedenste Weise dem Zuschauer suggeriert, dass er nur dann ein erfolgreiches und angesehenes Mitglied der Gesellschaft sein kann, wenn er einen Lebenspartner hat. Von all den Filmen, die ich in meinem Leben gesehen habe, erinnere ich mich an lediglich einen einzigen, in dem es um eine Frau ging, die sich bewusst nicht auf eine Partnerschaft einlassen wollte, weil sie davon überzeugt war, dass es sie von ihrem Ziel ablenken und sie bremsen würde. Und das Happy End war nicht, dass sie in den Armen von irgendeinem Mann endete, sondern dass sie tatsächlich ihr Ziel erreichte und sehr glücklich war.

Wir bekommen durch unzählige Filme unentwegt suggeriert, dass wir nur dann einen Wert haben, dass wir nur dann als normal gelten und akzeptiert werden, wenn wir einen Lebenspartner vorweisen können und so aller Welt beweisen können, dass es jemanden gibt, der uns liebt, der damit sozusagen den Beweis dafür liefert, dass wir ein liebenswerter Mensch sind. In der Welt der Bücher wird dasselbe mit Hilfe von Romanen gemacht, die diese Rolle bereits zu Zeiten übernahmen, als es noch gar keine Filme gab.

Auch wenn die Filmindustrie uns glauben machen will, dass sie nur unser Bestes im Sinne hat und uns glücklich machen will, verursacht sie doch in Wahrheit genau das Gegenteil. Entweder geht es um Gewalt oder aber um die Sehnsucht nach LIEBE beziehungsweise um unerfüllte LIEBE. Millionen von Menschen glauben, dass sie wertlos sind, weil sie alleine leben und keinen Lebenspartner haben, was sie in den Augen der Gesellschaft zu gescheiterten Existenzen abstempelt.

Diese „Hollywood"-Erwartungshaltung, den einen richtigen Partner fürs Leben finden zu müssen, sorgt für so viel Leid und Elend auf der Welt, dass es mir wie Blasphemie erscheint, wie eine Beleidigung der LIEBE selbst, als würden wir der LIEBE sagen: *„Wenn Du nicht in der Form erscheinst, wie ich es will, dann bist Du gar nichts wert!"* LIEBE wird auf diese Weise instrumentalisiert, um Menschen unglücklich zu machen. Es gibt so viel Unglück auf der Welt wegen falscher Erwartungen in Bezug auf die LIEBE.

Ich habe in meinem Leben so einige Beziehungen gehabt und dabei auch so einiges mitgemacht, allerdings auch sehr viele wunderschöne Momente erlebt, und ich will keine dieser Erfahrungen missen, denn sie haben mich zu der Person gemacht, die ich heute bin. Ich will hier auch ganz sicher nicht behaupten, dass es keine glücklichen Beziehungen gibt oder dass alle, die in einer Beziehung sind, diese nur deshalb aushalten, weil sie Angst davor haben, alleine zu sein. LIEBE mit einem anderen Menschen zu teilen, gemeinsam zu leben und gemeinsam zu wachsen, kann wunderschön sein, und ich wünsche jedem, dass er das erleben darf. Wenn sich aber das ganze Leben nur noch darum dreht, dieses eine Ziel zu erreichen, den perfekten Partner zu finden, damit man dann endlich respektiert wird und glücklich sein kann, weil man ja ansonsten furchtbar unglücklich ist, weil man ja alleine nichts wert ist, dann hat das Ganze nicht mehr viel mit LIEBE zu tun und beweist, wie krank wir heute mit dem Thema LIEBE umgehen.

Ich kann aus eigener Erfahrung sagen, dass die Männer, die ich in meinem Leben am meisten geliebt habe und mit denen ich am glücklichsten war, einfach wie aus dem Nichts in meinem Leben aufgetaucht sind, als ich es am wenigsten erwartet hatte. Man kann die LIEBE nicht suchen, aber sie kann einen finden, wenn die Zeit dafür gekommen ist. Und so etwas kann dann „für immer" sein, aber es kann eben auch nur für eine bestimmte Zeit sein, in der man gemeinsam leben und wachsen kann und die man genießen kann und sollte und die man auch im Nachhinein noch schätzen sollte.

Eine Beziehung ist nicht wertlos, nur weil sie nach einer gewissen Zeit wieder endet und nicht „für immer" gehalten hat. Wichtig sind die Erfahrungen, die wir gemeinsam machen, und die Erinnerungen, die uns für immer bleiben. Es ist wie mit dem Leben selbst. Unser Leben ist ja auch nicht wertlos, nur weil es irgendwann vorbei ist. Auf die Erfahrungen kommt es an. Und dieses „für immer" ist ja auch nicht wirklich für immer... Die Beziehung endet spätestens dann, wenn einer von beiden stirbt, und in der Regel sucht der andere sich dann nach einer gewissen Zeit wieder einen neuen Lebenspartner. Auch dieses „für immer" ist eine weitere dieser Hollywood-Erwartungshaltungen, die zu so viel unnötigem Leid führt, wenn Menschen in Selbstmitleid versinken, weil ihre Beziehung nicht für immer gehalten hat und sie jetzt wieder vor demselben Dilemma stehen, einen neuen Partner finden zu müssen, um wieder ein akzeptiertes Mitglied der Gesellschaft sein zu können und um nicht alleine sein zu müssen. Und plötzlich werden die letzten zwanzig Jahre ihres Lebens als „verschwendete Zeit" abgestempelt, nur weil diese Beziehung nicht für immer gehalten hat und nun zu Ende ist.

Auch dieser Punkt, nicht alleine sein zu wollen, spielt meines Erachtens eine wichtige Rolle bei diesem Thema. Die meisten Menschen halten es nicht aus, mit sich selbst alleine zu sein - vermutlich weil sie mit ihrem Leben unzufrieden sind -, und brauchen daher immer in irgendeiner Form Gesellschaft, um sich von ihrem eigenen Dasein abzulenken. Entweder beschäftigen sie sich auf verschiedensten Social-Media-Plattformen mit dem Leben anderer Menschen, oder sie schauen sich das Leben anderer in irgendwelchen Filmen an, anstatt endlich mal ihr eigenes Leben in den Griff zu bekommen und daraus etwas Sinnvolles zu machen. Manche treffen sich auch irgendwo mit Freunden und Bekannten zum gemeinsamen „Abhängen".

Wenn man dann endlich einen Partner gefunden hat, spart einem das viel Geld und Mühe, da man jetzt zu Hause bleiben kann und auch dort von sich selbst und seinem Leben abgelenkt wird. Und das ist es leider, was in den meisten Beziehungen abläuft. Beide lenken sich gemeinsam und gegenseitig von ihrem wahren Lebensziel ab, um stattdessen gemeinsam „herumzuhängen", wie man so unschön sagt, und die „Zeit totzuschlagen", und meistens kommt dabei nicht viel Bedeutungsvolles heraus. Sie teilen das Bett, essen gemeinsam und verbringen zusammen unzählige Stunden vor dem Fernseher - und oft bedröhnen sie sich dabei zusätzlich auch noch mit Alkohol oder anderen Drogen und rauchen eine Zigarette nach der anderen. Dabei ist gerade Zeit, also unsere Lebenszeit, mit das Wertvollste, das wir haben in unserem Leben. Jede Minute, die verstreicht, hat das Potential für große und bedeutungsvolle Momente, und sie ist unwiederbringlich vergangen, wenn wir sie einfach so bedeutungslos verstreichen lassen. Unsere Lebenszeit ist unersetzlich und damit unbeschreiblich wertvoll.

Natürlich weiß auch ich, dass es glückliche Paare gibt, die wirklich gemeinsam etwas erreichen, gemeinsam wachsen und lernen und die gemeinsame Projekte umsetzen, und ich habe die größte Achtung davor und empfinde sehr viel Respekt und Bewunderung für diese Menschen! Wenn sie dann auch noch in der Lage sind, gemeinsam Kinder in die Welt zu setzen und diese auch gemeinsam aufzuziehen und dabei weiterhin zusammen glücklich zu sein, dann bewundere ich das sogar noch umso mehr, denn ich weiß - nicht zuletzt aus eigener Erfahrung –, dass viele Beziehungen daran zerbrechen, dass beide Partner plötzlich ihr eigenes Wohl dem eines anderen Menschen, also dem Kinde, unterordnen müssen und sich das eigene gewohnte Leben plötzlich von grundauf ändert. Unzählige Beziehungen zerbrechen daran, dass der Mann nun nicht mehr nur noch Mann, sondern plötzlich auch Vater ist und die geliebte Frau plötzlich eine Mutter. Nach und nach lernen sie einander immer besser kennen, und die wahre Einstellung zu vielen Themen, die zuvor für beide niemals von Bedeutung waren, kommt plötzlich zu Bewusstsein, sodass beide es nun sozusagen mit einer ganz anderen Person zu tun haben als zuvor.

Ich empfehle allen Paaren, die sich dazu entschieden haben, Kinder in die Welt zu setzen, sich mit so vielen Themen wie möglich, die dann auf sie zukommen werden - wie zum Beispiel Ernährung, Ausbildung, religiöse Erziehung, impfen oder nicht impfen (Ich persönlich halte überhaupt gar nichts von Impfungen!!!) –, bereits im Vorfeld auseinanderzusetzen, um herauszufinden, ob sie sich in den wichtigsten Punkten einig sind beziehungsweise einigen können, sodass die junge Familie somit eine größere Chance hat auf ein glückliches Zusammenleben. Es ist eine gehörige Herausforderung für jede Beziehung, gemeinsam durch die Zeit der Schwangerschaft zu gehen, und gerade in den ersten Jahren fordern Kinder naturgemäß einen Großteil der Aufmerksamkeit, die zuvor dem Partner galt.

Und doch gibt es meiner Meinung nach nichts Größeres im Leben, und wir können durch die Elternschaft so unendlich viel lernen - nicht zuletzt auch über unsere eigene Kindheit und Entwicklung. Gleichzeitig können wir die stärkste LIEBE erleben, die es auf Erden gibt. Die Mutter meines Sohnes zu sein, ist für mich das größte Glück auf Erden, und die schönste Zeit in meinem Leben hat begonnen, als er das Licht der Welt erblickte - trotz all der Mühen und Schwierigkeiten, die es mit sich bringt, wenn man alleinerziehend ist. Um nichts auf der Welt würde ich diese Erfahrung missen wollen.

Aber nun zurück zu jener Mehrheit der Menschen, die allen Hollywood-Erwartungen zum Trotz eben nicht in einer funktionierenden und glücklichen Partnerschaft leben und auf der ständigen und oft verzweifelten Suche nach LIEBE sind. Es gibt eine einfache Lösung für dieses Dilemma! Wir können uns so viel Ärger und so viel Zeit sparen, wenn wir verstehen, dass LIEBE überall vorhanden ist und uns vom Leben im Überfluss bereitgestellt wird. Wir können in der LIEBE baden wie in Wasser, sie tief einatmen und ebenso ausatmen wie Luft und ganz und gar mit ihr eins werden.

Damit wir das tun können, müssen wir vor allem eines dringend lernen, und zwar uns selbst zu lieben und mit uns selbst glücklich und zufrieden zu sein, anstatt vom Leben zu erwarten, dass jemand anderes dies übernimmt. Erst wenn wir das erreicht haben und uns selbst wirklich lieben und glücklich und zufrieden sind mit unserem Leben, erst dann haben wir - falls wir das dann überhaupt noch wollen - überhaupt erst eine Chance, eine glückliche Beziehung mit einem anderen Menschen einzugehen. Und auch dieser andere Mensch muss sich ebenfalls erst einmal selbst lieben und mit sich selbst glücklich sein, um in der Lage zu sein, sich mit jemand anderem erfolgreich zusammenzutun. Denn nur wer gelernt hat, sich selbst zu lieben, ist erfüllt von LIEBE und daher erst dann überhaupt auch in der Lage, LIEBE zu geben! Was man selbst nicht hat, das kann man auch nicht mit anderen teilen.

Um uns selbst lieben zu können, müssen wir uns zuallererst einmal selbst vergeben für all das, was wir in unserem Leben so angestellt haben. Wir müssen uns eingestehen, dass wir die Vergangenheit nicht ändern können, und die volle Verantwortung für das Hier und Jetzt übernehmen und ab sofort unser Bestes tun. Sobald wir davon ausgehen, dass wir die Verantwortung für etwas haben, können wir es auch ändern. Wenn es etwas gibt, das wir wiedergutmachen können, dann sollten wir das tun, und wenn das aus welchen Gründen auch immer nicht möglich ist, dann müssen wir uns einfach selbst vergeben, da wir ja schließlich eingesehen haben, dass wir etwas hätten anders tun sollen. Wir müssen uns selbst vergeben beziehungsweise der Person, die wir damals waren, und einsehen, dass wir es damals wirklich nicht besser wussten, aber inzwischen viel gelernt haben. Und dann besteht unsere Wiedergutmachung eben darin, dass wir es ab sofort wieder gut machen.

All we need is LOVE! Als ich einmal verstanden hatte, dass LIEBE die Antwort auf all meine Fragen, die Lösung für all meine Probleme beziehungsweise Herausforderungen ist und es das Beste ist - sowohl für mich als auch für die ganze Welt -, wenn ich es schaffe, kontinuierlich in der Liebesfrequenz zu sein, beschloss ich, genau daran zu arbeiten. Und ich arbeite weiterhin fortwährend jeden Tag daran und freue mich immer wieder über jeden noch so kleinen Fortschritt.

Ein wichtiger Schritt auf diesem Weg ist unter anderem, die Fähigkeit zu entwickeln, auch unsere „Feinde" zu lieben, also Gegner beziehungsweise Menschen, die uns etwas angetan haben. In der letzten Konsequenz ist es ein Akt der LIEBE, dass diese Menschen - während sie für sich selbst schlechtes Karma verursachen, das ihnen früher oder später um die Ohren fliegen beziehungsweise in irgendeiner Form Unbehagen bereiten wird - uns die Möglichkeit bieten, zu lernen und durch Vergebung und Verständnis LIEBE zu generieren und unsererseits Karma abzutragen. Das soll jetzt aber bitte keine Entschuldigung oder gar Aufforderung dazu sein, loszuziehen und anderen „selbstlos" Böses anzutun, um ihnen beim Abarbeiten ihres Karmas „zu helfen" - das ist nichts für bewusste Menschen -, aber im Grunde ist es genau das, was da geschieht.

Die Aufgabe eines bewussten Menschen besteht darin, diese Gelegenheit zu nutzen, um Vergebung zu üben und Einfühlungsvermögen und Verständnis für die Situation des anderen aufzubringen, der ja aus irgendeinem Grunde glaubte, das Richtige zu tun. Im Grunde glaubt ja jeder immer, dass das, was er tut, das Richtige ist, sonst würde man es ja nicht tun. Wenn es uns gelingt zu verstehen, warum jemand uns etwas antut oder angetan hat, was also der Grund für sein Handeln ist, dann fällt es uns natürlich leichter, ihm zu vergeben. Und dieser Akt der Vergebung ist auch für uns selbst sehr wichtig, damit wir den Schmerz und den Groll loslassen können, den wir ansonsten weiterhin in uns tragen und nähren und der uns davon abhält, in LIEBE zu sein. Bei Vergebung geht es gar nicht so sehr um die Person, die uns verletzt hat, sondern viel mehr um uns selbst und darum, loslassen zu können, denn Hass hält uns in der Vergangenheit gefangen. Wenn wir vergeben können, können wir durch die Situation lernen und wachsen beziehungsweise über die Situation hinauswachsen und stärker werden.

Alles, was wir tun, jede einzelne Handlung, ist entweder angetrieben durch Angst oder aber durch LIEBE. Und so hinterfrage ich bei allem, was ich mache, was meine Motivation dahinter ist und ob ich etwas aus Angst oder aus LIEBE mache.

Wer in der Frequenz der LIEBE sein und bleiben will, muss vor allem erst einmal lernen, sich selbst zu lieben! Das kann ich gar nicht oft genug wiederholen. Ich kann aus eigener Erfahrung sagen, dass ich mich früher definitiv nicht selbst geliebt habe. Ich habe meine Aufmerksamkeit ständig nur auf all das gerichtet, was mir nicht gefiel. Zum Beispiel mochte ich mein Aussehen nicht. Ich hatte hellblondes und glattes Haar, wollte aber lieber schwarze und gelockte Haare haben. Ich hatte fettige und großporige Haut und viel zu viele Pickel. Meine Nase fand ich zu groß, die Lippen zu dick, die Hüfte zu breit... kurz: Alles, was nicht meinen Idealvorstellungen entsprach beziehungsweise den klassischen Hollywood-Erwartungshaltungen oder auch den Idealvorstellungen der mich umgebenden Menschen, wurde von mir abgelehnt. Und obwohl ich damals bereits ein ziemlich interessantes Leben führte und auch sicherlich nicht unansehnlich war, hatte ich immer das Gefühl, dass die anderen Kinder in der Schule viel liebenswerter waren als ich, weil sie entweder besser aussahen und schönere Kleidung trugen oder aus reichem Hause kamen.

Meine Nase ist übrigens gar nicht so groß und auch meine Lippen sind nicht besonders dick. Nur weil irgendein Teenager, die ja für ihr Taktgefühl berühmt sind, das irgendwann einmal zu mir gesagt hat, als ich selbst noch ein Teenager und daher sehr sensibel und beeinflussbar war, ist das noch lange nicht wahr. Vermutlich hat er das nur gesagt, um mich zu verletzen, aus welchem Grund und mit welcher Motivation auch immer. Oft tun Menschen so etwas, um von ihren eigenen Mängeln beziehungsweise Eigenschaften, die sie an sich selbst nicht mögen, abzulenken. Vielleicht war es auch ein simples Energiespiel und pubertäres Kräftemessen. Im Grunde läuft ja immer, wenn wir mit anderen kommunizieren, auf subtiler Ebene ein gewisses Energiespiel ab. In einem meiner Lieblingsbücher, „*Die Prophezeiungen von Celestine*" von James Redfield, wird das wunderbar erklärt. Nachdem sich Freunde von mir - ebenfalls im Teenageralter - darüber lustig gemacht hatten, wie ich tanze, habe ich zum Beispiel so gut wie nie mehr in der Öffentlichkeit getanzt. In diesem Alter sind wir sehr beeinflussbar und leicht verletzlich, und es ist unsere Aufgabe, diese Traumen zu überwinden und zu heilen, wenn beziehungsweise falls wir sie später als Erwachsene erkennen sollten, sodass wir uns selbst wieder ein Stückchen mehr in LIEBE annehmen können.

Es gibt viele Möglichkeiten, den Körper und das eigene Aussehen zu ändern, wenn man mit etwas unzufrieden ist, und ich rede hier ganz bestimmt nicht von plastischer Chirurgie, von der ich ganz und gar nichts halte, sondern von Änderungen im Bereich der schlechten Angewohnheiten beziehungsweise ungesunden Lebensgewohnheiten und im Bereich Sport und Ernährung und auch in Bezug auf die eigene Einstellung. Es ist erstaunlich, was durch einige Änderungen in diesen Bereichen möglich ist und wie sehr sich das Aussehen, und damit die ganze Ausstrahlung eines Menschen, dadurch verändert.

Wir müssen unbedingt lernen, uns selbst zu lieben, wie wir sind, denn nur wenn wir uns selbst lieben, sind wir überhaupt erst in der Lage, LIEBE auch von anderen anzunehmen und zu erleben und dann auch mit anderen zu teilen. Und dabei geht es nicht nur um unser Aussehen, sondern vor allem auch beziehungsweise viel mehr noch um unsere Gewohnheiten und unseren Charakter. Wenn wir uns darin üben und uns daran gewöhnen, immer öfter und immer mehr *liebevoll* zu sein und zu handeln, dann sind wir auch immer mehr *voller LIEBE*, also erfüllt von LIEBE.

Leider werden wir schon als Kinder darauf programmiert, LIEBE bei anderen zu suchen, und es wird schon mit den Jüngsten darüber gesprochen, dass sie ja irgendwann einmal heiraten werden. Sie werden gedanklich schon von Anfang an in diese Rolle der Ehefrau oder des Ehemannes hineingedrängt, dadurch dass - meistens von irgendwelchen Familienmitgliedern - immer wieder darüber geredet wird, dass sie später, wenn sie erwachsen beziehungsweise wenn sie „groß" sind (nur um das Ganze noch ein bisschen manipulativer auszudrücken), selbst einmal einen guten Mann oder eine gute Frau finden und dann Kinder haben werden.

All dies führt unter anderem dazu, dass diese Erwartungshaltung fest in die Köpfe der Kinder programmiert wird, sodass diese davon ausgehen, dass es zum Leben unausweichlich dazugehört und unvermeidbar ist, irgendwann einmal zu heiraten, sodass sie gar nicht auf die Idee kommen, dass man es auch sein lassen und anders machen könnte. Und so wird dies fest in ihren Köpfen verankert, ähnlich wie der Glaube der meisten Erwachsenen, dass alle Kinder in die Schule gehen müssen und es hierzu keinerlei sinnvolle Alternative gibt, was auch ich zugegebenermaßen vor langer Zeit einmal fest geglaubt habe. (Inzwischen ist mein Sohn fast 16 Jahre alt, und er hat keinen einzigen Tag seines Lebens in einer Schule verbracht.) Junge Mädchen haben oft bereits einen kompletten Film vor Augen, wie ihre Hochzeit einmal aussehen soll. Oft wird diese Erwartungshaltung von den sie umgebenden Familienmitgliedern auch noch forciert, indem sie zum Beispiel sagen: *„Ja, wenn Du einmal heiratest, dann..."*

In den Köpfen der meisten Menschen ist es sehr stark verankert, dass man einen Lebenspartner braucht, um ein „normales" und „gutes" Leben zu führen. Wer alleine lebt und keinen Lebenspartner hat, wird als Verlierer abgestempelt und als jemand, bei dem irgendetwas nicht in Ordnung ist. In unzähligen Filmen geht es fast ausschließlich darum, dass ein Mann beziehungsweise eine Frau sich darüber verrückt macht, einen Lebenspartner zu finden. Und wenn zwei Menschen sich trennen, weil sie zusammen nicht mehr glücklich sind, dann ist die Reaktion fast immer so, als ob da etwas ganz Furchtbares passiert ist. Warum soll man sich gegenseitig das Leben schwer machen, wenn man aus welchen Gründen auch immer festgestellt hat, dass man zusammen nicht mehr glücklich ist? Und dabei ist es gleichgültig, ob ein Paar Kinder hat oder nicht. Auch die Kinder leiden unnötig darunter, wenn Eltern sich zu einer unglücklichen Beziehung zwingen und sich ständig streiten. Da gibt es bessere Lösungen. Nach einiger Zeit ergibt sich bestimmt etwas Besseres! Jede Trennung bringt Veränderung und damit Bewegung in unser Leben und bringt uns damit auch irgendetwas Neues. Veränderung ist die einzige Konstante im Leben! Aber dennoch traut sich kaum einer, dann zu sagen: *„Herzlichen Glückwunsch! Ihr hattet bestimmt viele schöne Momente, und diese Erinnerungen bleiben Dir ja für immer erhalten. Genieße Deine Freiheit!"*

Und mit *„Genieße Deine Freiheit!"* ist hier nicht gemeint, jetzt mit jedem ins Bett zu hüpfen, der nicht bei drei auf den Bäumen ist, was leider heutzutage eine gängige und gesellschaftlich absolut akzeptierte Reaktion ist. Stattdessen sollte man die Zeit genießen, in der man sich mal vollkommen auf sich selbst konzentrieren kann - essen, was und wann man will; Filme schauen, die man auch wirklich sehen will; herausfinden, was man im Leben wirklich machen will und reflektieren. Solche Phasen sind ein Geschenk des Himmels, und wir können unserem Leben eine komplett neue Richtung geben, wenn wir wollen, ganz ohne Kompromisse!

Wir werden nicht nur durch Filme, sondern auch von der inzwischen so sehr dressierten und programmierten Gesellschaft so sehr dazu gedrängt, in dieses Bild der perfekten Partnerschaft zu passen, dass sich im Leben vieler Menschen fast alles nur darum dreht, einen Partner zu finden. Für einige geht es nur darum, einen Sexualpartner zu haben, den sie im Freundes- und Bekanntenkreis als ihre Freundin beziehungsweise ihren Freund präsentieren können, sodass jeder sieht, dass sie „normal" sind und „liebens-würdig" - schließlich können sie ja einen Partner vorweisen, jemanden, der sie offensichtlich genug liebt, um sich mit ihnen sehen zu lassen. Andere wiederum gehen noch einen Schritt weiter und sind nicht zufrieden, bis sie denn endlich jemanden gefunden haben, der einen Vertrag mit ihnen unterschreibt und die Sache damit auch rechtlich absichert.

Wenn ich jemanden wirklich liebe, dann will ich doch nicht, dass er nur deshalb bei mir bleibt, weil er einen Vertrag unterschrieben hat und es ihm finanzielle Nachteile bereiten würde, mich zu verlassen. Er sollte nur dann bei mir bleiben, wenn er das wirklich will, und zu jeder Zeit die Möglichkeit haben, mich verlassen zu können, wenn er das für die bessere Alternative hält. Mir persönlich erscheint die Vorstellung, jemanden zu heiraten, äußerst unangenehm, weil ich dann immer befürchten würde, dass derjenige nur deswegen bei mir bleibt, weil es so bequemer oder billiger ist. Wenn ich mit jemandem zusammen bin, ohne verheiratet zu sein, dann weiß ich wenigstens, dass er bei mir ist, weil er das so will und weil er mit mir glücklich ist und nicht aus irgendwelchen anderen Gründen. Okay, zugegeben, manch einer bleibt auch einfach nur, weil es so bequemer ist. Dies ist natürlich nur meine ganz persönliche Einstellung, und wenn Sie zu den Menschen gehören, die es aus welchen Gründen auch immer für eine gute Idee halten zu heiraten, dann liegt es mir fern, Sie davon abzuhalten. Folgen Sie Ihrer eigenen Intuition! Es ist schließlich Ihr Leben!

Ich bin jedes Mal wieder schockiert, wenn ich sehe, wie es in Filmen so dargestellt wird als sei es das Schlimmste auf der Welt überhaupt, wenn man alleine lebt und keinen Lebenspartner hat. Ich persönlich liebe meine Freiheit und tun und lassen zu können, was auch immer ich will und für richtig halte, ohne mich mit jemandem absprechen zu müssen. Ich bin nicht darauf angewiesen, ständig eine Person um mich herum zu haben, die mich liebt. Ich habe viel an mir selbst gearbeitet und habe über die Jahre gelernt, mich selbst zu lieben - und ich liebe meine Unabhängigkeit! Zusätzlich habe ich zahlreiche Freunde, die ich sehr liebe und die mich auch lieben, ohne dass ich mit ihnen ins Bett gehen muss.

In Filmen gibt es immer wieder Szenen, in denen jemand, der für eine Weile keinen Partner hat, von seinen Freunden und Familienangehörigen zu hören bekommt: *„Am Ende wirst Du alleine sein! Du wirst noch alleine sterben!"* Es ist erschreckend, wie hier Minderwertigkeitsgefühle und Ängste in die Köpfe der Zuschauer gepflanzt werden.

Dazu möchte ich anmerken, dass die meisten Menschen zum Zeitpunkt ihres Todes sowieso alleine sind, wenn sie nicht gerade bei einem Flugzeugabsturz sterben oder bei einem Bombenangriff. Wir sind auch alle ganz alleine auf die Welt gekommen - bis auf Zwillinge vielleicht, und selbst die kommen in der Regel einzeln heraus. Es ist überhaupt nicht weiter schlimm, alleine zu sein, wenn man stirbt, Wer sich zu Lebzeiten ein bisschen mit der Thematik auseinandergesetzt hat, der weiß, dass wir im entscheidenden Moment ohnehin nicht wirklich „alleine" sind, sondern reichlich Unterstützung aus der geistigen Welt bekommen. Ich möchte meinen Lesern an dieser Stelle das Buch *„Geborgen im Licht"* von Dannion Brinkley wärmstens empfehlen. Spätestens wenn man das gelesen hat, hat man sowieso keine Angst mehr vorm Sterben - egal ob alleine oder in Gesellschaft.

Die Angst davor, alleine zu sein, ist bei vielen Menschen so groß, dass sie sich, wenn sie mal eine Weile keinen Partner hatten, auf jeden einlassen, der ein bisschen Interesse zeigt, nur um nicht alleine zu sein. Viele sprechen dies sogar deutlich aus, wenn sie mit ihren Freunden reden: *„Besser die als alleine zu sein."*

Als ich meinen allerersten Liebesbrief bekam, wusste ich noch nicht einmal, wer der Junge war, der ihn geschrieben hatte, aber ich sehnte mich so sehr nach jemandem, der mich liebt, dass alleine die Tatsache, dass jemand mich so sehr mochte und mir seine Aufmerksamkeit schenkte und sich so viel Mühe gemacht hatte, schon dazu führte, dass ich dieses Kribbeln im Bauch hatte, mich geschmeichelt fühlte und das Gefühl hatte, etwas Besonderes zu sein. Wenig später verliebte ich mich in den Jungen, denn es stellte sich heraus, dass er ein super netter Junge war. Wir blieben eine ganze Weile zusammen und ich liebte ihn sehr.

In vielen Filmen wird immer wieder suggeriert, dass man einen Partner braucht. Bei jeder Einladung wird vorausgesetzt, dass man ein „Date" mitbringt. Wenn sie kein „Date" haben, gehen die Leute in den Hollywood-Filmen lieber gar nicht erst zur Party. Warum ist das so? Ich persönlich habe überhaupt kein Problem damit, alleine zu einer Hochzeit oder Party oder in ein Restaurant zu gehen und dort eine gute Zeit zu haben. Übrigens lernt man viel mehr Leute kennen, wenn man alleine unterwegs ist. Wenn man zu zweit ist, trauen andere Menschen sich oft nicht, einen anzusprechen. Sollte mich jemand darauf ansprechen, ob ich einen Freund habe oder einen Mann, dann sage ich meistens einfach: *„Nein, und ich bin auch nicht ‚auf der Suche'."*

Ich lebe mein Leben genau so, wie ich es will, und ich bin sehr glücklich damit. Wenn ich in der Vergangenheit einen Mann in meinem Leben hatte, dann hat mich das meistens von dem abgelenkt, was ich im Leben wirklich erreichen wollte. Oft fühlte ich mich total „ausgebremst", wie wenn man im Auto Vollgas gibt und der andere tritt ständig auf die Bremse. Oder er wollte mich verändern und ich ihn meistens auch. „Sich verlieben" heißt im Englischen „to fall in LOVE". *„I rather* ***rise in LOVE*** *than to fall in LOVE!"* (Ich ziehe es vor, *in LIEBE aufzusteigen*, anstatt in LIEBE zu fallen.) Wenn ich auf meinem Lebensweg jemanden kennenlerne, der die gleichen Dinge erreichen will wie ich und sich daraus Liebe entwickeln sollte, verschließe ich mich dem nicht, aber in der Zwischenzeit genieße ich mein Leben auch ohne eine Partnerschaft und tue, was mir wichtig ist. Ich mache doch nicht mein Lebensglück davon abhängig, „den Richtigen" zu „finden", während ich mich deswegen von allem anderen abhalten lasse, was mir wichtig ist.

Das Folgende mag jetzt für viele paradox klingen, nach allem, was ich gerade geschrieben habe, aber ich liebe es, verliebt zu sein. Es gibt kaum etwas Schöneres als dieses Kribbeln im ganzen Körper, wenn man in jemanden verliebt ist und einem das Herz vor Freude fast aus dem Körper hüpft, wenn man in der Nähe dieser Person ist oder auch, wenn man nur an sie denkt. Es ist so schön, wenn man jemanden kennt, der diese Gefühle in einem auslösen kann und dem man LIEBE schicken und schenken kann. Und auch in den vielen Jahren, die ich alleine gelebt habe, gab es doch fast immer jemanden, in den ich verliebt war, sodass ich mich sozusagen in der Rolle der „heimlichen Verehrerin" wiederfand. Aber das macht mich nicht unglücklich oder unzufrieden oder gar frustriert, nur weil ich aus welchen Gründen auch immer mit dieser Person nicht auf der körperlichen Ebene zusammen sein kann oder will. Manchmal hat die andere Person ganz einfach kein Interesse an mir oder will es bei einer Freundschaft belassen. In so einem Fall erinnere ich mich selbst immer wieder an meinen persönlichen Merksatz: Wer mich nicht will, der hat mich nicht verdient! (Was natürlich *nicht* im Umkehrschluss bedeutet, dass jeder, der mich will, mich auch verdient hat!) Oft bin ich selbst gar nicht wirklich an einer Beziehung mit dieser Person interessiert, weil mir klar ist, dass es doch aus verschiedensten Gründen schiefgehen würde, weil wir als Lebenspartner nicht zusammen passen würden.

Dennoch liebe ich es, mir in meiner Phantasie auszumalen, wie der andere sein könnte, und mir den perfekten Mann vorzustellen. Diese Träume fühlen sich wunderschön an und helfen mir, in der Liebesfrequenz zu bleiben, und gleichzeitig ist das gut für den entsprechenden Mann, da ich ihm liebevolle Energie schicke und dieses Idealbild von ihm verstärke und ihm damit helfe, das Beste aus sich zu machen. Das wird er allerdings selbstverständlich auf seine eigene Art und Weise und in seinem eigenen Tempo machen, und ich kann natürlich nicht erwarten, dass er das ganze Potential, das ich in ihm sehe, auch wirklich so umsetzt. Solange ich mir dessen bewusst bin, dass meine Traumvorstellung relativ wenig mit der Realität zu tun hat, und solange ich nicht erwarte, dass es das jemals wird, kann ich diese Wunschvorstellung sehr genießen und genau wie bei Erinnerungen in den dementsprechenden Gefühlen „baden", also in LIEBE baden - ein Bad nehmen in der LIEBE! Für unsere Seele macht es keinen besonders großen Unterschied, ob wir etwas tatsächlich auf der materiellen Ebene erleben oder lediglich auf der geistigen Ebene in unserer Vorstellung! Und so kann ich auf diese Art reichlich LIEBE erleben und fließen lassen.

Ich genieße dieses Verliebtsein sehr und fühle mich dadurch sehr glücklich. Ich freue mich darüber, dass ich diese Person, die ich so sehr mag, kenne und in meinem Leben habe und dass sie diese Gefühle, dieses Glücklichsein in mir auslöst, wenn ich in ihrer Nähe bin oder auch nur an sie denke. Verliebtsein ist wunderschön! Aber es ist kein Spiel, wo es darum geht, den anderen zu erobern und dann zu dominieren und zu versuchen, ihn so zu verändern, wie es einem in den Kram passt. Und das ist leider, was sehr oft passiert.

Wir lernen jemanden kennen und finden ihn attraktiv. Das kann verschiedene Gründe haben. Oft geht es los mit der Optik, und wir finden einfach, dass der andere so unglaublich gut aussieht: *„Mann, sieht der gut aus!"* oder *„Die ist ja sooo süß!"* Manchmal verlieben wir uns auch, weil jemand ein besonderes Talent hat und besonders gut singen kann oder Gitarre spielen oder malen oder schwimmen oder jonglieren oder was auch immer, wofür wir ihn dann bewundern, oder er macht beruflich etwas, was wir sehr bewundern. Oder wir finden jemanden attraktiv, weil er besonders intelligent ist oder weil er viel Geld hat, ein großes Haus, ein teures Auto, und erfolgreich ist, was unserem Unterbewusstsein unter anderem Sicherheit signalisiert. Und gerade Frauen sind oft auf der Suche nach materieller Sicherheit, sei es, weil sie selbst nicht genug Geld verdienen oder auch weil sie gerne Kinder haben wollen und sicherstellen wollen, dass es ihnen später an nichts fehlt.

Ich persönlich habe immer einen großen Bogen um reiche Männer gemacht, weil sie mir immer das Gefühl gaben, mich sozusagen „kaufen" zu wollen. Wer alles bezahlt, will in der Regel auch die Entscheidungen treffen, aber das mache ich dann doch lieber selbst. Meine Freiheit ist mein kostbarstes Gut und geht mir über alles! Andererseits finde ich wiederum Männer, die etwas Gutes tun und dabei sehr erfolgreich sind, sehr attraktiv. Allerdings verdienen die dann natürlich auch ganz gut, wenn sie wirklich erfolgreich sind, was mich dann gleichzeitig auf Abstand gehen lässt. Es ist also kein Wunder, dass ich in meinem Leben meistens keinen Lebenspartner hatte... Und so lange ich dabei glücklich bin, ist das ja auch völlig in Ordnung.

Da ist also etwas - Aussehen, Talent, Reichtum, Macht -, was dafür sorgt, dass wir uns in jemanden verlieben, was sich bis hierhin wunderbar anfühlt, dann aber leider oft dazu führt, dass wir dann das ganze nachfolgende Drama kreieren. Und dann geht es los. In unserer Vorstellung malen wir uns dann in der Regel, basiert auf den Informationen, die wir bis dahin haben, den perfekten Partner aus. Wir stellen uns quasi vor, wie die andere Person ist und erstellen sozusagen in unserem Unterbewusstsein ein Bild von dieser Person. Wir erschaffen also in unserem Kopf eine Idealvorstellung dieser Person und nähren damit die Erwartung, dass diese Person auch wirklich so ist. Das geschieht in der Regel unbewusst. Anstatt einfach nur verliebt und in LIEBE zu sein, beginnen wir, eine Erwartungshaltung zu kreieren. Wir sehen das Potential des anderen und stellen uns dann vor, wie beziehungsweise wer er oder sie sein könnte.

Oft tun wir dann alles Mögliche, um die Aufmerksamkeit der begehrten Person zu bekommen und zu erreichen, dass sie uns auch attraktiv findet. Sollte das gelingen, hat man es - zumindest für eine Weile - tatsächlich geschafft, endlich den (im wahrsten Sinne des Wortes) „Traumpartner" zu haben. Alles ist gut!

Je mehr Zeit wir dann mit diesem Traumpartner verbringen, desto mehr stellen wir in der Regel fest, dass er in Wirklichkeit ganz anders ist als wir dachten und dass er nicht wirklich unseren Erwartungen entspricht. Es gibt unzählige Kleinigkeiten oder auch größere Themen, die dafür sorgen können, dass jemand, den wir gerade noch ach so attraktiv fanden, ganz plötzlich sehr unattraktiv ist. Das kann eine „falsche" Bemerkung sein oder dass er etwas „Falsches" tut, wobei „falsch" in diesem Zusammenhang im Grunde nur bedeutet, dass etwas nicht unseren Erwartungen entspricht, nicht dem (falschen!) Bild entspricht, das wir uns von dieser Person in unserer Vorstellung gemacht haben. Und auch hier zeigt sich wieder: Erwartungen schaffen Enttäuschungen! Nun folgt eine Phase, wenn man sich denn darauf einlässt, in der wir den Partner erst wirklich richtig kennenlernen und herausfinden, mit was für einer Person wir es tatsächlich zu tun haben.

Jetzt gibt es verschiedene Möglichkeiten, darauf zu reagieren. Entweder trennt man sich wieder, weil man feststellt, dass man sich „geirrt" hat, dass man „blind" gewesen ist (Es heißt ja auch so unschön: *„LIEBE macht* *blind!"*) und festgestellt hat, dass die betreffende Person in Wirklichkeit ganz anders ist als man dachte.

Viele denken aber auch *„I make it work!"*, was *„Ich sorge dafür, dass es funktioniert"* bedeutet, interessanterweise aber auch gleichzeitig *„Ich mache daraus Arbeit!"* bedeutet. Und dann werden Kompromisse gemacht, was das Zeug hält, und man erträgt alle möglichen Dinge, die man normalerweise in seinem Leben niemals zulassen würde, und gleichzeitig wird versucht, den anderen unseren eigenen Vorstellungen entsprechend zu ändern, was in der Regel zu beiderseitiger Frustration führt.

In dieser Phase kommt dann auch oft das berühmte „Helfersyndrom" zum Vorschein, wenn also der eine meint, den anderen „retten" zu müssen, indem er ihm „hilft", etwas zu überwinden oder aufzugeben, was ihm vielleicht schadet. Das ist zwar sehr nett und sicherlich auch eine gute Sache, wenn man die Zeit und Energie dafür übrig hat, sollte aber optimalerweise nicht im Rahmen einer Liebesbeziehung geschehen, sondern angemessenerweise besser im Rahmen einer Freundschaft.

Es ist ein riesiger Unterschied, ob wir uns in jemanden *„ver-lieben"* oder ob wir jemanden *lieben*. In meinem Buch *„Sprachmagie - Die Macht der Worte"* gibt es ein ganzes Kapitel, das der Vorsilbe „ver-" gewidmet ist, die sehr vielen ansonsten neutralen Wörtern einen deutlich negativen Anstrich verleiht. Wir *ver-lieben* uns in jemanden meist aus oberflächlichen Gründen, und wenn wir es geschafft haben, dass derjenige sich auf uns einlässt, weil er sein Herz für uns geöffnet hat, beginnen wir in der Regel damit, die Person Schritt für Schritt zu verändern. Oft verlieben wir uns nämlich in Wahrheit nur in Teilaspekte dieser Person und versuchen dann, den Rest nach unserem Geschmack zu modifizieren. Und manchmal sind wir damit sogar (vermeintlich) erfolgreich, sodass uns das Ergebnis unserer Manipulation gefällt und wir dann sozusagen unseren Traumpartner haben, der sich uns zuliebe so sehr verändert hat, dass er oft gar nicht mehr er selbst ist, was in vielen Fällen dazu führt, dass er nach einer Weile unglücklich ist und damit nicht mehr ganz so attraktiv wie zuvor. Oft hat er dann gar keine andere Wahl mehr als sich aus dieser Beziehung zu befreien, um endlich wieder er selbst sein zu können. Das habe ich in meinem Leben so oft erlebt, in beide Richtungen! Entweder habe ich versucht, den anderen zu ändern, oder der andere hat versucht, mich zu ändern - oder beides. Und meiner Erfahrung nach macht das Ganze überhaupt keinen Sinn.

Jemanden zu *lieben* geht viel weiter und ist ein viel tieferes und stärkeres Gefühl. Man hat gar keine Wahl, die andere Person zu lieben oder nicht. Man liebt sie einfach. Es ist einfach so. Selbst wenn man vielleicht viele Dinge, die der andere tut, überhaupt nicht gutheißt und sich wünscht, dass derjenige andere Entscheidungen treffen würde, ist dieses Gefühl der LIEBE einfach ununterbrochen da, auch wenn es manchmal jeder Logik entbehrt. Wir können uns vielleicht einen Lebenspartner auswählen, aber wir können uns nicht wirklich aussuchen, wen wir lieben. LIEBE geschieht einfach! Wir können uns dazu entscheiden, sie zu ignorieren oder uns aus welchen Gründen auch immer nicht auf die betreffende Person einlassen, aber all das ändert nichts an unseren Gefühlen für diese Person, die wir auch einfach genießen können, ohne uns auf eine Beziehung einzulassen. Oder wir können uns natürlich auch einfach auf die andere Person einlassen, falls diese das Gefühl erwidert und das überhaupt will, und sehen, was daraus wird, und die gemeinsame Zeit in LIEBE genießen - ohne Erwartungen und ohne den freien Willen des anderen zu manipulieren.

Wenn ich persönlich mich in einen Mann verliebe, dann läuft das in der Regel folgendermaßen ab: Zuallererst einmal finde ich ihn attraktiv, was nicht bedeuten muss, dass er der Schönste auf Erden ist - na ja, für mich in dem Moment schon, aber noch lange nicht für andere. Für mich sind Augen sehr wichtig, also was ich sehe und fühle, wenn ich ihm in die Augen schaue. Augen sind das Tor zur Seele. Ich mag lange Haare und wenn jemand sich um seinen Körper kümmert und ihn gesund erhält.

Als Nächstes interessiert mich die Einstellung dieses Mannes. Ist er Vegetarier? Raucht er? Trinkt er Alkohol? Wie ist sein Verhältnis zu seinem Handy, wie wichtig ist dieses Gerät für ihn? Glaubt er, dass in Zeitungen und im Fernsehen die Wahrheit erzählt wird? Glaubt er an die Existenz von Außerirdischen? Weiß er, was Karma bedeutet? Lebt er alleine? Was macht er beruflich? Was macht er, wenn er nicht gerade arbeitet? Wie sieht es mit seinem Glauben und mit seinem Wissen aus? Ist es ihm wichtig, Trend-Markenkleidung zu tragen, oder trägt er lieber Kleidung aus Bio-Baumwolle? Und meistens war es das dann auch schon wieder. Meistens finde ich ziemlich schnell den ein oder anderen Punkt, von dem ich weiß, dass ich damit nicht leben kann beziehungsweise will, sodass ich mich lieber für eine Freundschaft entscheide - falls ich daran interessiert sein sollte - als für eine nach kürzester Zeit gescheiterte Beziehung mit viel Drama und Herzschmerz.

Und schon oft sind in meinem Leben auf diese Art die wundervollsten Freundschaften entstanden, von denen einige nach über zwanzig Jahren weiterhin andauern, wobei ich heute sehr dankbar dafür bin, dass ich mit den entsprechenden Männern über die Jahre derart wertvolle Freundschaften aufbauen konnte, die oft von unendlichem und absolutem Vertrauen geprägt sind.

Ich empfehle Ihnen, sich den Menschen, zu dem Sie sich so sehr hingezogen fühlen und den Sie so attraktiv finden, erst einmal lange und ganz genau anzuschauen und ihn sehr gut kennenzulernen, anstatt sich Hals über Kopf auf ein Abenteuer (nach dem anderen) einzulassen. Verbringen Sie möglichst viel Zeit mit der Person, auch in alltäglichen Situationen wie Einkaufen oder gemeinsame Essenszubereitung. Fahren Sie übers Wochenende gemeinsam irgendwohin oder am besten gleich für eine ganze Woche zusammen in Urlaub, wenn das möglich ist. Lernen Sie die Person erst einmal richtig gut kennen, bevor Sie sich auf irgendetwas Ernsthaftes einlassen. Es ist einfach, für ein paar Stunden nett zu sein und sich von seiner besten Seite zu zeigen. Wenn man jemanden wirklich kennenlernen will, muss man dafür viel Zeit miteinander verbringen. Und oft merkt man schon nach kurzer Zeit, dass der andere gar nicht zu einem passt, hieraus aber eine sehr fruchtbare Freundschaft oder Arbeitsbeziehung entstehen könnte.

Ich war früher viele Jahre lang in einen Mann verliebt, für den ich alles getan hätte, und ich habe mir damals nichts sehnlicher gewünscht als seine Frau zu sein und mit ihm gemeinsam Kinder in die Welt zu setzen und die Welt mit unserer LIEBE zu erhellen, aber dieser Mann hatte nicht dieselben Gefühle für mich, auch wenn er mich immer sehr mochte. Ich habe ihn trotzdem geliebt und war sehr glücklich darüber, dennoch ein Teil seines Lebens zu sein, und habe ihm immer geholfen, wo auch immer ich konnte. Inzwischen arbeiten wir seit über zwanzig Jahren sehr erfolgreich miteinander und haben gemeinsam an unzähligen Projekten gearbeitet. Wir sind ein sehr gutes Team, und ich liebe ihn weiterhin sehr! Ich muss mir allerdings heute eingestehen, dass eine Liebesbeziehung zwischen ihm und mir mit ziemlicher Sicherheit früher oder später gescheitert wäre, was dann in der Folge wahrscheinlich dazu geführt hätte, dass auch unsere Freundschaft und unsere Zusammenarbeit gemeinsam mit dieser Beziehung zerbrochen wären. Daher bin ich heute heilfroh, das daraus nie etwas geworden ist. Wir haben beide einen sehr starken Willen und haben in so vielen Punkten eine komplett andere Einstellung, sodass wir uns mit ziemlicher Sicherheit bei einigen elementar wichtigen Themen nicht hätten einigen können, sei es Ernährung oder Kindererziehung, Schule, religiöse Erziehung und so weiter und so fort.

Was ich damit sagen will: Oft treffen wir in unserem Leben Menschen und fühlen uns aus irgendwelchen Gründen zu ihnen hingezogen, und wir tendieren dazu, automatisch zu erwarten, dass dies vielleicht endlich die lang ersehnte Liebesbeziehung ist, auf die wir schon so lange gehofft haben. Oft ist es allerdings ganz anders, und unser Schutzengel (das Schicksal, das Universum, unsere Seelenfamilie, Gott oder welcher Begriff auch immer Ihrer bevorzugten Einstellung entspricht) bringt diese Person aus einem ganz anderen Grund in unser Leben, zum Beispiel, um gemeinsam an einem Projekt zu arbeiten.

Meiner Erfahrung nach kann eine Beziehung nur dann gut funktionieren, wenn man sich sehr gut kennt, sich gegenseitig akzeptiert, wie man ist, wenn beide Partner auf ihrem Lebensweg mehr oder weniger in die gleiche Richtung marschieren und wenn jeder für sich glücklich ist. Wenn ein Mensch unglücklich ist, muss er daran arbeiten, das zu ändern. Kein noch so toller Mensch ist in der Lage, einen anderen glücklich zu machen, das muss schon jeder selbst tun. Und wenn man es geschafft hat, so lange und intensiv an sich selbst zu arbeiten, dass man glücklich ist mit sich selbst und seinem Leben, so wie es ist, dann ist man auch in der Lage, sich erfolgreich mit jemand anderem zusammenzutun. Allerdings muss dieser andere ebenfalls in der Lage sein, alleine glücklich zu sein. Und dann beginnt die große Kunst, eine glückliche Beziehung zu erleben, und es ist ein großes Geschenk, wenn man jemanden gefunden hat, der in der Lage ist, einen glücklich sein zu lassen und wenn man auch seinerseits in der Lage ist, den anderen glücklich sein zu lassen und zu akzeptieren und zu lieben, wie er ist. Dann kann eine Beziehung funktionieren, und man kann sich gegenseitig und miteinander in höchste Höhen hochschwingen.

Und wenn man dann auch noch in der Lage ist, Problemen beziehungsweise Herausforderungen, die das Leben einem hier und da schenkt, um daran zu wachsen, gemeinsam zu begegnen und diese zu überstehen und gemeinsam zu bewältigen, dann hat eine solche Beziehung sehr gute Chancen zu bestehen. Und ich wünsche allen Menschen, so etwas zu erleben! Wichtig ist dabei, dass man in der Lage ist, mit dem Partner friedlich zu kommunizieren und eventuelle Konflikte mit Geduld und Verständnis zu lösen. Dabei sollten wir die Wirkung unserer Worte bedenken und dafür sorgen, dass unsere Energie nicht außer Kontrolle gerät. Wenn man etwas einmal ausgesprochen hat, kann man das nicht mehr ungeschehen machen, also sollte man gut aufpassen, dass man nur sagt, was man auch wirklich meint, sodass man nicht aus Wut oder anderen Gründen etwas wirklich Wertvolles zerstört.

An dieser Stelle möchte ich jedoch gerne eine Frage in den Raum werfen, die vielleicht dem ein oder anderen die Augen für die sogenannte Realität öffnet: Wie viele wirklich glückliche Paare kennen Sie persönlich? Wenn ich mich in der Welt so umschaue, muss ich feststellen, dass dies ein ziemlich seltenes Phänomen ist, da die meisten versuchen, jemanden zu finden, der sie glücklich macht, was natürlich von vorneherein zum Scheitern verurteilt ist, da es unmöglich ist, jemand anderen glücklich zu machen, und jeder sich nur selbst glücklich machen kann. Die wahre Kunst besteht darin, jemanden zu finden, der einen glücklich sein lässt. Mir scheint, dass die Chance auf eine wirklich glückliche Beziehung mit dem idealen Lebenspartner eher einem Lottogewinn gleicht, der doch eher relativ selten ist. Und doch verschwenden die meisten Menschen einen Großteil ihrer Zeit, Energie und Aufmerksamkeit, um genau dieses eine „Ziel" zu erreichen, um dieses Idealbild ihrer Phantasie Wirklichkeit werden zu lassen und jemanden zu finden, der sie endlich glücklich macht. Wenn sie in Filmen immer wieder glücklich verliebte Paare gezeigt bekommen, wollen sie das natürlich auch haben! Sie wollen LIEBE finden, die doch in Wahrheit in uns selbst zu finden ist und gleichzeitig jederzeit und überall um uns herum!

Anstatt also zu versuchen, möglichst „gut" auszusehen, indem man sich als Frau beispielsweise möglichst sexy kleidet und schicke Ohrringe an die Ohren hängt oder viel Make-Up aufträgt oder als Mann versucht, besonders „cool" auszusehen durch eine neue Tätowierung oder teure Klamotten, Muskeln zeigen und so weiter, macht es viel mehr Sinn, einfach authentisch zu sein, wer man wirklich ist, und so auch tatsächlich attraktiv zu sein für andere, die einen dann lieben können, wie man wirklich ist. Gerade Frauen, die betont sexy herumlaufen, ziehen damit in der Regel ohnehin die falschen und oft notgeilen Kerle an und nicht wirklich die romantischen Traummänner, von denen sie in Wirklichkeit heimlich träumen. Diese ganze oberflächliche Fassade, für die viele Menschen unglaublich viel Geld ausgeben und Unmengen ihrer Zeit verschwenden, nur um ein Trugbild ihrer selbst zu erschaffen, lässt sich ohnehin auf Dauer nicht aufrechterhalten und bröckelt, sobald wir jemanden näher an uns heranlassen. Dazu fällt mir ein Kommentar eines ehemaligen Freundes ein, der mir vor sehr langer Zeit einmal erzählte, wie erschreckend und ernüchternd es ist, morgens neben einer Frau aufzuwachen, die am Abend noch perfekt geschminkt war...

Vor kurzem habe ich in einem Film eine Szene gesehen, in der eine Mutter und ihre Tochter miteinander über Beziehungen sprachen, und die Tochter sagte: *„I just want to be loved."*, woraufhin die Mutter dann liebevoll sagte: *„That's just not the same as loving!"* Es klingt eindeutig besser im englischen Original, aber ich will es hier dennoch übersetzen für jene, die kein Englisch können: *„Ich will doch nur geliebt werden." „Das ist nur nicht dasselbe wie lieben!"* Sie wollte ihrer Tochter damit zu verstehen geben, dass es nicht das Geliebtwerden ist, das uns glücklich macht, sondern die Gelegenheit und vor allem die Fähigkeit, selbst LIEBE zu geben. LIEBE zu geben setzt nämlich voraus, dass man liebevoll und voller LIEBE ist, während geliebt zu werden oft mit Erwartungen desjenigen einhergeht, der uns liebt, und somit auch schnell zur Verpflichtung werden und zu einer gewissen Abhängigkeit führen kann.

Ich empfehle jedem, der wie verrückt auf der Jagd nach dem perfekten Lebenspartner ist, lieber eine andere Beschäftigung zu finden, etwas, was er wirklich gerne (und dann automatisch auch gut) tut und das ihn glücklich macht. Wer sich darauf konzentriert, das zu tun, was er richtig gut kann, der wird damit auch früher oder später richtig erfolgreich sein. Und es gibt kaum etwas Attraktiveres als einen Menschen, der glücklich und mit sich selbst und seinem Leben zufrieden und dabei auch noch sehr erfolgreich ist. Und obendrein fühlt sich das auch noch richtig gut an.

Menschen werden in der Regel von dem angezogen, was sie selbst auch wollen, und bewundern und begehren Menschen, die dies bereits erreicht haben. Und während wir uns auf das konzentrieren, was wir gut und gerne tun, merken wir, dass wir immer mehr auch jene Menschen in unser Leben ziehen, die uns attraktiv finden, und zwar wirklich uns selbst, so wie wir wirklich sind, und die sich in der Regel sogar auch noch für dieselben Dinge und Themen interessieren. Und so geschieht es dann, dass wir auf unserem Lebensweg sind und rechts und links mehr und mehr Menschen auftauchen, die sich für dieselben Themen interessieren und die auf demselben Weg sind, sodass es wunderbar leicht fällt, ein Stück des Weges - wie lang das am Ende auch immer sein mag - gemeinsam zu gehen.

Das Schöne im Leben ist allerdings, dass LIEBE unabhängig ist von einer anderen Person und man auch ohne die perfekte Beziehung LIEBE erleben kann.

Wenn ich am Strand bin und über den warmen Sand zum Meer laufe, um dann ein paar Schritte weiter das Wasser an meinen Beinen zu spüren und mich dann anschließend in die Wellen fallen zu lassen, dann fühlt sich das für mich so an, also ob ich Gott persönlich in die Arme falle und vom Leben selbst umarmt werde - eins mit dem Universum. Ich empfinde die höchste LIEBE, wenn ich im Meer auf dem Wasser liege und mich von den Wellen dahintragen lasse. Ich empfinde dabei so unbeschreiblich viel Glück und LIEBE, dass ich dabei nicht selten vor Vergnügen quietschen muss - ja wirklich! Und dann danke ich dem Leben dafür, dass ich das erleben darf, dass ich an genau diesem Ort sein darf, und ich genieße die Wärme der Sonne und die Schönheit des Wassers, das in der Sonne glitzert und funkelt.

Oft denke ich dann dabei voller LIEBE an meine geliebte Oma und stelle mir vor, wie glücklich sie wäre, wenn sie jetzt so wie ich im Ozean schwimmen könnte, was sie zu ihren Lebzeiten immer sehr geliebt hat. Sie ist vor vielen Jahren gestorben und wäre jetzt genau 100 Jahre alt. Ich war mein ganzes Leben lang so eng mit ihr verbunden, dass ich auch jetzt noch oft mit ihrer Seele kommuniziere, wobei ich jedes Mal sozusagen in LIEBE gebadet werde, weil sie unendlich viel LIEBE ausstrahlt.

Es gibt kaum etwas auf der Welt, das in mir ein stärkeres Gefühl von LIEBE erwecken kann, außer natürlich die LIEBE zu meinem Sohn. Die LIEBE einer Mutter zu ihrem Kind ist meiner Meinung nach ohnehin die stärkste LIEBE, die wir zu fühlen imstande sind, und ich brauche nur an den Moment kurz nach der Geburt zu denken, um tiefste LIEBE zu empfinden. Auch bei Männern ist die LIEBE zu ihrem eigenen Kind vermutlich die stärkste LIEBE, die sie empfinden können.

Wir können lernen, in der Liebesfrequenz zu bleiben, indem wir unseren Fokus auf etwas richten, das dieses Gefühl in uns weckt, und zwar völlig unabhängig von anderen Menschen oder irgendwelchen Dingen oder Tätigkeiten. Nun hat nicht jeder das Glück, in der Nähe vom Meer zu wohnen, und für einen anderen ist es vielleicht das höchste Glück, auf einer wunderschönen Blumenwiese zu liegen und sich die vorüberziehenden Wolken anzuschauen, was einen genauso in die Liebesfrequenz bringen kann. Manch einem reicht es auch schon, ein ganz bestimmtes Lied zu hören, und schon ist er von LIEBE erfüllt.

Wir alle haben in unserem Leben Momente erlebt, in denen wir von LIEBE erfüllt waren. Ich gehe stark davon aus, dass das zumindest auf die Leser dieses Buches zutrifft, auch wenn es „da draußen in der Welt" mit Sicherheit Ausnahmen gibt und unglückliche Seelen, die niemals in ihrem Leben LIEBE erlebt haben, was mir durchaus bewusst ist, im Rahmen dieses Buches aber jetzt und hier keine Rolle spielt. Alleine dass wir in unserem Leben so gesegnet sind, dass wir solche Erinnerungen überhaupt haben, ist schon Grund und Anlass genug, LIEBE zu empfinden und Dankbarkeit für unser Leben.

Wir können uns auch auf diverse geliebte Menschen in unserem Leben konzentrieren und dadurch, dass wir an sie denken, in die Liebesfrequenz kommen. Das kann der aktuelle oder auch ein ehemaliger Lebenspartner sein, aber auch die Großmutter, Mutter oder der Vater, die eigenen Kinder oder Geschwister, Freunde, Seelengeschwister - also jeder, den wir wirklich von Herzen lieben und mit dem wir glückliche Momente erlebt haben oder unsere tiefsten Geheimnisse teilen.

Auch Haustiere, die wir sehr lieben, können uns helfen, in die Liebesfrequenz zu kommen, wenn wir zum Beispiel mit unserem geliebten Pferd durch eine wunderschöne Landschaft reiten oder mit unserem geliebten Hund einen langen Spaziergang durch den Wald machen oder auch, wenn wir nur so dasitzen und unsere geliebte Katze streicheln. So einfach können wir es bewerkstelligen, in die Liebesfrequenz zu kommen. Und das funktioniert übrigens sogar auch dann, wenn wir all dies lediglich in Gedanken tun, denn für unser Gehirn macht es keinen großen Unterschied, ob wir etwas tatsächlich tun oder ob wir es uns lediglich intensiv vorstellen und auf diese Weise erleben. Und mit ein wenig Übung können wir es auf diese Weise schaffen, dauerhaft in der Frequenz der LIEBE zu sein.

Jeder Mensch hat einen sogenannten „Happy Place", den man allerdings erst finden und den man sich so erst einmal bewusst machen muss. Wenn wir in unseren Erinnerungen herumstöbern, können wir diesen Platz finden, einen Ort beziehungsweise eine Situation, in der wir total glücklich waren, so glücklich, dass wir dabei reine LIEBE gespürt haben, die reine LIEBE und Dankbarkeit für das Leben selbst.

Man kann sich dem auch anders annähern. Wenn Sie jetzt frei wählen könnten, wo Sie sein wollen, wo würden Sie dann sein und was würden Sie tun? Verschwenden Sie dabei keine Gedanken an Geld, Verpflichtungen, Fähigkeiten oder was auch immer. Wenn Sie diesen Ort in Ihrer Erinnerung oder auch in Ihrer Vorstellung gefunden haben, dann haben Sie Ihren „Happy Place" gefunden, oder zumindest einen davon. Man kann davon unendlich viele haben, aber in der Regel hat jeder einen absoluten Lieblingsplatz. Bei mir ist er dort, wo ich mich draußen auf dem Meer von den Wellen tragen und mir die Sonne auf mein Gesicht scheinen lasse.

Und wann auch immer Sie Schwierigkeiten haben sollten, in der Liebesfrequenz zu bleiben, weil irgendetwas im Leben Sie aufregt oder anderweitig runterzieht, können Sie Ihren Fokus auf diesen „Happy Place" richten und sich ganz und gar auf das damit verbundene Gefühl konzentrieren, um sich selbst wieder aufzubauen und dafür zu sorgen, dass es Ihnen wieder gut geht. Wie alles andere, kann man auch dies üben, und nach einer Weile kann es sehr schnell gehen, sodass man in der Lage ist, sich in nahezu jeder beliebigen Situation mit seinem „Happy Place" zu verbinden und die entsprechende kraftvolle LIEBE zu fühlen. Und wie alles andere im Leben auch, wird auch dies mit der Zeit zur Gewohnheit, bis ein Automatismus entsteht, der dafür sorgt, dass wir dauerhaft in der Frequenz der LIEBE bleiben können.

Alleine die Tatsache, dass Sie soeben zig Seiten über LIEBE gelesen haben, hat Sie natürlich bereits für dieses Thema sensibilisiert und dafür gesorgt, dass Sie automatisch Ihren Fokus auf LIEBE richten. Somit hilft auch das mehrmalige Lesen dieses Kapitels dabei, in die Frequenz der LIEBE zu kommen und dort zu bleiben. Genießen Sie es!

An dieser Stelle sollte das Kapitel eigentlich zu Ende sein, aber dann passierte Folgendes: An dem Tag, an dem ich dieses Kapitel fertig geschrieben habe, habe ich es natürlich mehrere Male gelesen. In der Nacht hatte ich dann einen sehr intensiven Traum, in dem ich mich mit jemandem versöhnt und jemandem vergeben habe, der mir vor gar nicht allzu langer Zeit etwas Furchtbares angetan hat, und als ich am Morgen aufwachte, war ich ganz und gar von LIEBE erfüllt. Vielleicht hat es ja nur auf mich so eine starke Wirkung, aber sollte Ihnen nach dem Lesen dieses Kapitels Ähnliches geschehen, lassen Sie es mich bitte wissen, wenn Ihnen danach ist. Meine E-Mail-Adresse finden Sie vorne im Buch.

SEX

Nachdem ich nun ein solch ausführliches Kapitel über LIEBE geschrieben habe, darf natürlich an dieser Stelle auch ein Kapitel über Sex nicht fehlen. Ich habe diese beiden Themen hier ganz bewusst voneinander getrennt, da mir in den letzten Jahren aufgefallen ist, dass immer mehr vor allem jüngere Menschen anscheinend glauben, dass Sex und LIEBE dasselbe sind. Auch wenn natürlich im Idealfall das eine mit dem anderen Thema zusammenhängt - zumindest in meiner Realität -, so handelt es sich hier doch um zwei sehr verschiedene Themen, die ich daher auch einzeln und voneinander getrennt behandeln möchte. LIEBE existiert völlig unabhängig von Sex, und leider gibt es auf dieser Welt auch reichlich Sex, bei dem LIEBE überhaupt keine Rolle spielt.

In unserer heutigen Zeit wird LIEBE immer mehr mit Sex gleichgesetzt beziehungsweise Sex mit LIEBE, was ich persönlich sehr traurig finde. Dabei ist es eigentlich mehr als offensichtlich, dass viele Menschen, die miteinander Sex haben, sich ganz und gar nicht liebhaben.

LIEBE ist die wundervollste und stärkste Energie, die es gibt, und es gibt auf dieser Welt reichlich Beispiele von Menschen, die sich über alles lieben, aber aus den verschiedensten Gründen keinen Sex haben. Das kann gesellschaftliche und kulturelle Gründe haben oder gesundheitliche Gründe, und es kann auch sein, dass man sich einfach an zwei weit voneinander entfernten Orten aufhält, und mit Sicherheit gibt es noch unzählige andere Gründe.

Der Idealfall ist sicherlich, wenn zwei Menschen, die miteinander Sex haben, sich über alles lieben, und nur dann können sie auch die Magie erleben, die man beim Sex erleben kann, wenn zwei Menschen sich wirklich von ganzem Herzen lieben. Und diese Energie ist unbeschreiblich und hat eine sagenhafte Schöpferkraft. Es gibt keine Worte dafür. Das muss man schon selbst erleben. Wenn zwei Menschen, die sich lieben, miteinander Sex haben, also LIEBE machen, „machen“ sie im wahrsten Sinne des Wortes „LIEBE“ und generieren eine wundervolle Energie, die nicht nur bei ihnen selbst, sondern auch in ihrer ganzen direkten Umgebung das Energielevel erhöht. Alles um sie herum wird sozusagen in LIEBE getaucht.

Und wenn diese beiden Menschen sich dabei gemeinsam auf eine ganz bestimmte Sache oder auf einen ganz bestimmten Wunsch konzentrieren (und ich rede hier nicht vom Kinderwunsch, das funktioniert natürlich auch), dann können sie unmöglich Erscheinendes möglich machen durch diese pure und reine, liebevolle Schöpferkraft.

Wer das jemals mit Leib und Seele erlebt hat, für den wird Sex ohne LIEBE völlig uninteressant und bedeutungslos, der kann beziehungsweise will sich mit weniger nicht mehr zufriedengeben. Durch Pornofilme und generell viel zu viele Sex-Szenen auch in anderen Filmen und durch die entsprechende Thematisierung in den Medien wird Sex allerdings mehr und mehr zu einer Sportart degradiert und dem Akt der LIEBE das Heilige (LIEBE machen) genommen.

Ich finde es sehr traurig, wenn ich daran denke, dass der heutigen Generation die Möglichkeit komplett genommen wurde, das erste sexuelle Erlebnis ganz natürlich zu erleben, ohne irgendwelche fremden Bilder dazu im Kopf oder dadurch verursachte Erwartungen. Die meisten Jugendlichen haben in ihrem Leben durch Film und Fernsehen schon so viele leider oft lieblose und häufig sogar gewaltvolle Sex-Szenen gesehen, dass es für sie unmöglich geworden ist, Sex liebevoll und auf ihre ganz eigene und individuelle Art und Weise zu entdecken und zu erleben, da ihr Bewusstsein bereits mit zahlreichen Bildern überfüllt und vergiftet ist, die dem Jugendlichen die Erwartung suggerieren, dass Sex genau so abzulaufen hat, wie er es dort gesehen hat.

Wenn man sich heutzutage „ganz normale" Filme anschaut, bekommt man immer wieder den Eindruck vermittelt, dass es absolut normal und im Grunde schon unerlässlich ist, dass eine Frau sich sexy zu kleiden hat, wozu natürlich auch super sexy Unterwäsche gehört, und Schuhe mit möglichst hohen Absätzen tragen muss, am besten Stiefel. Auch sind die Frauen in den Filmen immer geschminkt, haben teilweise zentimeterdick Make-Up im Gesicht und auf jeden Fall sehr auffälligen und oft knallroten Lippenstift. Sie haben ihre Nägel lackiert, tragen reichlich Schmuck und tun offensichtlich alles in ihrer Macht Stehende, um den Mann ihres Begehrens herumzukriegen. Alles dreht sich nur um das Äußere und ausschließlich um eine völlig künstliche Fassade. Eine intelligente Frau mit einem guten Charakter wird in den meisten Filmen als nicht begehrenswert dargestellt. Eine Frau muss vor allem „gut" aussehen, wobei „gut" in den meisten Filmen mit „sexy" gleichgesetzt wird.

Ein andere Sache, die auch in zahlreichen „ganz normalen" Filmen immer wieder und mehr und mehr Erwähnung findet, sind sogenannte Rollenspiele, was im Grunde bedeutet, dass sich mindestens einer von beiden kostümiert und in die Rolle einer völlig fremden Person schlüpft, sodass sich der Sexualpartner dann vorstellen kann, mit jemand ganz anderem Sex zu haben. Ich frage mich dann immer, warum sie nicht einfach direkt tatsächlich mit jemand anderem ins Bett gehen, wenn es das ist, was sie wollen. Ich bin so froh, dass ich so etwas nie erleben musste. Ich käme mir so billig vor. Ich habe mir noch nie, wenn ich mit einem Mann geschlafen habe, dabei vorgestellt, dass es sich um einen anderen handelt. Wenn ich mit einem Mann schlafe, dann tue ich das, weil ich mit ihm schlafen will. Aber in den Filmen heutzutage werden diese Rollenspiele als etwas ganz Normales dargestellt und als einer von vielen völlig legitimen Wegen, seine Ehe oder Beziehung „aufzupeppen". Zusätzlich bekommen Frauen dann auch noch immer wieder Klapse auf den Hintern und müssen sich Beleidigungen anhören und geben den Zuschauern dann auch noch das Gefühl, dass sie das mögen.

Nennen Sie mich ruhig prüde, wenn Sie wollen, aber ich persönlich werde nicht so gerne verhauen und beleidigt, und ich habe das dunkle Gefühl, dass es sich bei den Autoren solcher Drehbücher größtenteils um Männer handelt, die in ihrem Leben viel zu wenig LIEBE erlebt haben und offensichtlich einen Hass auf Frauen haben, die in vielen Filmen zum absoluten Sexobjekt degradiert werden. Vielleicht ist ihnen aber auch einfach völlig egal, was sie da tun, solange sich damit eine Menge Geld verdienen lässt. Auch wird es in unzähligen Filmen als völlig normal dargestellt, dass Männer sich Pornofilme ansehen, was dann leider dazu führt, dass diese Filme tatsächlich immer mehr konsumiert werden und die entsprechenden Männer jedes Gefühl dafür verlieren, was wahre LIEBE ausmacht und was echte Frauen in der Realität wirklich mögen. Und so nehmen sie sich selbst die Möglichkeit, gute und liebevolle Liebhaber zu sein.

Ich erinnere mich noch gut daran, wie es mir erging, als ich mich als Teenager mal für eine kurze Zeit extra „schön gemacht" habe, indem ich mir besonders gut aussehende Kleidung anzog, in Schuhen mit hohen Absätzen herumlief und mich geschminkt habe, weil auch ich dachte, dass das zum Frausein dazugehört. Es hatte vor allem die eine Wirkung, dass mir lauter Jungs hinterherliefen, die vor allem Flausen im Kopf hatten und denen es nur um meinen Körper ging. Und ich hatte mich nur relativ dezent geschminkt, ohne auffälligen Lippenstift oder so, und auch meine Absätze waren nicht sehr hoch, und meine Kleidung war auch nicht auffallend sexy. Bei mir hat es nicht lange gedauert, und ich habe schnell wieder damit aufgehört, mich zu schminken oder in anderer Weise „hübsch zu machen". An interessierten Männern hat es mir dennoch nie gemangelt, nur dass die sich Gott sei Dank auch für meinen Charakter interessieren und nicht nur für mein Aussehen.

Ich bin heilfroh, dass ich mein „erstes Mal" in aller Unschuld erleben durfte mit einem Jungen, für den es auch das erste Mal war. Wir hatten keine Ahnung davon, wie das geht und was wir da eigentlich tun, aber es war echt, und wir haben es doch - oh Wunder - irgendwie hinbekommen. Und mit der Zeit wurden wir darin auch immer besser - Übung macht den Meister! Wir waren damals so unschuldig und naiv und hatten keinerlei Bilder im Kopf von irgendwelchen schmierigen Filmszenen. Wir konnten ganz frei unsere ganz eigenen Erfahrungen machen. Und ich danke dem Universum dafür, dass ich das erleben durfte.

Heutzutage sind die Jugendlichen oft viel jünger, wenn sie ihre erste sexuelle Erfahrung machen. Ich weiß nicht, ob auch das nur an den Filmen liegt, die heutzutage gezeigt werden, oder daran, dass sie sich einfach so sehr nach LIEBE sehnen und irrigerweise Sex mit LIEBE gleichsetzen und glauben, dass es dasselbe ist. Oft bekommen Teenager im Elternhaus kaum noch LIEBE und Aufmerksamkeit, weil in der Regel beide Eltern arbeiten, wenn es dort denn überhaupt zwei Elternteile gibt. Da ist es natürlich kein Wunder, dass sie woanders nach LIEBE suchen.

Vielleicht liegt das aber auch daran, dass heutzutage nicht nur in Schulen, sondern sogar schon in den Kindergärten so etwas wie Sexualerziehung stattfindet, wo mittlerweile schon mit den Kleinsten über Geschlechter und Geschlechtsteile gesprochen wird, die sich noch überhaupt nicht für dieses Thema interessieren. Ich finde das erschreckend! Auf diese Weise werden unsere Kinder natürlich auch dazu erzogen, sich früher mit diesem Thema zu beschäftigen, werden neugierig und wollen dann eventuell Dinge ausprobieren, obwohl sie emotionell noch gar nicht reif dafür sind.

Und wenn es um unsere Kinder geht, da hört bei mir der „Spaß“ auf! Und auch wenn meine Einstellung hierzu sehr unpopulär sein mag und in den Köpfen vieler Menschen vielleicht sogar verboten gehört, möchte ich doch anmerken, dass in Deutschland als ich zuletzt nachgesehen habe zumindest offiziell immer noch Demokratie herrschte, wozu auch die freie Meinungsäußerung gehört. Und ich respektiere es absolut, wenn jemand in diesen Dingen anderer Meinung ist. Das steht ja jedem frei. Das ist ja das Schöne an einer Demokratie. Jeder darf seine eigene Meinung haben und auch äußern.

Auch die ganze künstliche Gender-Diskussion verwirrt die heutige Generation, sodass Kindern heute das Gefühl gegeben wird, man könne sich sein Geschlecht aussuchen. Das kann man natürlich auch beziehungsweise das haben wir alle einmal getan, allerdings *bevor* wir uns dazu entschieden haben, als Mensch auf dieser Welt geboren zu werden. Und auch wenn wir uns vor unserer Inkarnation entscheiden, ob wir in diesem Leben Männlein oder Weiblein sein wollen, so haben wir doch die Energie von beidem in uns, was offensichtlich für manch eine Seele verwirrend ist. Die meisten von uns haben bereits viele Leben auf diesem Planeten durchlebt, in denen wir manchmal eine Frau und manchmal ein Mann waren. Gerade wenn eine Seele viele Leben mit demselben Geschlecht hinter sich hat und sich dann für dieses Leben für das andere Geschlecht entschied, kann es passieren, dass diese Seele sich in der neuen Geschlechterrolle unsicher fühlt und so den Wunsch entwickelt, das andere Geschlecht zu haben, da ihr das mehr vertraut ist.

Als ich ein junges Mädchen war, fand ich zum Beispiel alle Mädchen total blöd und spielte fast nur mit den Jungs. Während sich die Mädels hauptsächlich mit ihrem Aussehen beschäftigten und über Kleidung, Haare und Make-Up und natürlich auch über Jungs sprachen – was mir alles total langweilig erschien –, spielte ich lieber mit den Jungs Fußball. Oft sagte ich Dinge wie: *„Frauen sind total bescheuert. Gut dass ich selbst eine bin, denn wenn ich ein Mann wäre, wäre ich bestimmt schwul.“* Es gab Zeiten, in denen ich es gehasst habe, ein Mädchen zu sein, und wenn man mir damals angeboten hätte, mein Geschlecht zu ändern, hätte ich es vielleicht sogar getan. Und ich bin heute heilfroh, dass es den Kindern damals nicht so einfach gemacht wurde, ihr Geschlecht so einfach zu wechseln, denn ich hätte es später im Leben gewiss sehr bereut.

Heute habe ich den größten Respekt vor vielen Frauen und bin sehr froh, dass ich selbst eine bin, aber es hat in meinem Leben lange gedauert, bis ich mein eigenes Geschlecht wirklich akzeptiert habe, sodass ich heute damit auch wirklich glücklich und zufrieden bin. Heute bin ich heilfroh, eine Frau zu sein. Gerade wenn ich Männer erlebe, die ständig von Hormonen getrieben irgendwelchen Frauen hinterrennen, bin ich sehr dankbar, dass ich in diesem Leben eine Frau bin. Wenn ich mir dann noch vorstelle, welche Herausforderung es heutzutage für einen Mann ist, wenn er Kinder haben und diese dann auch aufwachsen sehen will, fühle ich sehr viel Dankbarkeit dafür, dass ich eine Frau sein darf. Vielleicht enden viele Frauen heutzutage alleinerziehend, aber wenigstens dürfen die meisten von ihnen die Elternschaft voll und ganz erleben, und das ist mit das Beste, was es im Leben zu erleben gibt.

In den heutigen Filmen wird es so dargestellt als ob unzählige Menschen lesbisch und schwul sind oder Transen oder was auch immer und dass es völlig normal ist, wenn zwei Frauen oder auch zwei Männer heiraten und Kinder haben. In beinahe jedem Film, den man heutzutage sieht, werden diese Angelegenheiten thematisiert, wobei ich feststellen muss, dass es in der Realität, also im richtigen Leben, natürlich auch Schwule und Lesben und gleichgeschlechtliche Ehen und so weiter gibt, dies aber bei weitem nicht so weit verbreitet ist wie es den Menschen durch diese Filme suggeriert wird. Ich persönlich habe einige sehr liebe Freunde, die schwul sind, und ein sehr guter Freund von mir, mit dem ich seit fast dreißig Jahren befreundet bin, hat sich komplett umoperieren lassen - schnippschnapp - und meint, dass er deshalb jetzt eine Frau wäre. Und als er mir seine Gründe dafür erklärte, konnte ich die sogar nachvollziehen. Ich liebe diesen Mann - eine ganz liebe Seele! Und trotzdem halte ich das für vollkommen unnatürlich und wünschte, er hätte es nicht getan. Aber ich sehe natürlich ein, dass das allein seine Entscheidung ist beziehungsweise war und dass er wie jeder andere Mensch auch seinen freien Willen hat und ich den zu respektieren habe.

All dies ändert allerdings nichts an der Tatsache, dass die Geschlechtsmerkmale lediglich unseren Körper betreffen. Nun bin ich aber nicht einfach nur ein herumwandelnder Körper, der eine Seele hat, sondern es ist genau andersherum. Ich bin eine Seele, die für das Leben in dieser dreidimensionalen Welt einen matierellen Körper hat. Was unser Dasein wirklich ausmacht, ist unsere Seele.

Wenn ich mir ansehe, wie Frauen und Männer in den Filmen heutzutage dargestellt werden und dass sie sich mehr und mehr auch im richtigen Leben so verhalten, kann ich es gut verstehen, dass manche Frauen mit solchen Männern nichts zu tun haben wollen und auch die Männer mit solchen Frauen nichts anfangen können. Und es bringt natürlich auch Vorteile mit sich, Sex mit Menschen des gleichen Geschlechts zu haben. Der größte Vorteil scheint mir der zu sein, dass niemand ungewollt schwanger wird und so keine unerwünschten Kinder in die Welt gesetzt werden. Und es würde mich nicht wundern, wenn das bei vielen eine Rolle spielt.

Wie gesagt ist es mir egal, was Erwachsene miteinander in ihren Schlafzimmern tun, solange alle Beteiligten freiwillig dabei mitmachen. Unsere Kinder aber durch die ständige Konfrontation mit dem Thema - vor allem in Filmen, Schulbüchern und vor allem beim Sexualkundeunterricht - so sehr zu verwirren, dass sie oft selbst nicht mehr sicher sind, ob sie Männlein oder Weiblein sind und sich als Teenager fragen, ob sie eigentlich „normal" sind, wenn sie es noch nie ausprobiert haben, mit jemandem vom gleichen Geschlecht Sex zu haben, dann gehen bei mir alle Alarmglocken los. Die heutige Generation ist so gehirngewaschen, dass viele Jugendliche glauben, dass sie Sex mit jemandem vom gleichen Geschlecht zumindest einmal in ihrem Leben ausprobieren müssen, um überhaupt sicher sein zu können, ob sie schwul oder lesbisch sind oder eben nicht. Und ich persönlich finde das sehr traurig!

Nennen Sie mich ruhig altmodisch, aber ich persönlich finde so etwas unverantwortlich. Es ist mir völlig egal, wenn erwachsene Männer mit Männern Geschlechtsverkehr haben wollen oder Frauen mit Frauen oder wenn eine Frau meint, lieber ein Mann sein zu wollen oder ein Mann sich umoperieren lässt und dann anschließend glaubt, dass er jetzt wie eine Frau aussieht. Wenn es ihnen Spaß macht und so lange alle Beteiligten das aus freien Stücken tun, soll es mir egal sein. Jeder hat seinen freien Willen und kann mit seinem eigenen Leben tun, was er will, und das respektiere ich zu 100%.

Dennoch finde ich es mehr als bedenklich zu sehen, dass heutzutage einfach jeder mit jedem ins Bett geht, und alle scheinen das auch noch für völlig normal zu halten. Ich will ja wirklich keine Spaßbremse sein, aber wir gehen mit jedem Menschen, auf den wir uns sexuell einlassen, eine karmische Verbindung ein, die für immer bestehen bleibt, eine seelische Verbindung, die weit über dieses aktuelle Erdenleben hinausgeht. Das ist im Grunde fast dasselbe wie heiraten, wenn nicht sogar intensiver, da es auf der Seelenebene keine Scheidung gibt. Die Seelen sind für immer miteinander verbunden.

Nun darf natürlich bei einem Kapitel über Sex auch das Thema Masturbation nicht fehlen, und zwar nicht um zu beweisen, dass ich gar nicht so prüde bin, sondern weil es schließlich eine weit verbreitete Angelegenheit ist. Jeder tut es - oder zumindest fast jeder -, und (fast) niemand gibt es zu. Vermutlich ist das so, weil es den meisten Menschen peinlich ist, im Moment ihres Verlangens keinen geeigneten Sexualpartner „zur Hand" zu haben, aber manchmal ist das eben so. Selbst den Menschen, die einen Lebenspartner haben, kann es passieren, dass dieser aus irgendwelchen Gründen gerade nicht anwesend ist, wenn das Verlangen sie überwältigt. Und in solch einer Situation ist es bestimmt besser, sich selbst zu behelfen, als loszuziehen und sich für diesen Zweck jemand anderen zu suchen.

Mich persönlich packt das Verlangen nicht allzu oft, wenn es dann aber mal wieder so weit ist, bin ich jedes Mal heilfroh, dass ich mich selbst um meine Bedürfnisse kümmern kann. Und dafür brauche ich ganz bestimmt kein Hilfswerkzeug, sondern das kann ich schlicht und einfach mit meinen gottgegebenen Händen bewerkstelligen. Wie der Liedermacher Götz Widmann so schön singt: *„Es hat mir nie geschadet und doch immer gut getan, wenn's nicht Gottes Wille wäre, käm ich gar nicht dran!"* Wobei natürlich in Wahrheit die Vorstellungskraft den größten Teil der „Arbeit" übernimmt. Und hier ist dann auch der Moment gekommen, in dem auch ich mir - ähnlich wie die Leute mit ihren „Rollenspielen" - vorstellen kann, mit jemandem Sex zu haben, der gar nicht anwesend ist oder den es vielleicht im richtigen Leben gar nicht gibt. Das macht hierbei überhaupt keinen Unterschied.

Wie Sie sehen, gehöre ich definitiv nicht zu den Leuten, die Masturbation verdammen oder die darin etwas furchtbar Schlimmes sehen. Im Gegenteil: Wenn es keine Masturbation gäbe, gäbe es vermutlich jeden Tag unzählige Vergewaltigungen mehr auf der Welt, noch viel mehr als ohnehin schon. Ich bin davon überzeugt, dass die Kunst der Masturbation jeden Tag unzählige Vergewaltigungen verhindert, und das ist definitiv etwas Gutes! Vielleicht erreicht der Mensch irgendwann einmal ein höheres spirituelles Entwicklungslevel und kann dann mit seinem körperlichen sexuellen Verlangen anders und sinnvoller umgehen, aber die meisten Menschen sind bisher jedenfalls noch nicht so weit, diese Energie einfach so zu etwas Höherem zu transformieren.

Beim Thema Masturbation gibt es übrigens noch einen weiteren Aspekt, den es unbedingt zu beachten gilt. Wie wir wissen, ist jeder Gedanke eine Ursache und bewirkt etwas in unserem Leben, also sollten wir ganz genau aufpassen, was wir uns da vorstellen, und darauf achten, dass wir an die ganze Geschichte liebevoll herangehen und auch auf diesem Level Positives bewirken. Es gibt Leute, die sagen, dass man beim Masturbieren (und auch generell beim Sex) seine Lebensenergie verschwendet. Ich persönlich glaube, dass da auf jeden Fall etwas dran ist, aber ab und zu kann ich mir das leisten, und hin und wieder ist der Spaß es mir wert. Generell ist aus energetischen Gründen jedoch davon abzuraten, allzu häufig zu masturbieren oder auch jeden Tag mehrfach Sex mit einer anderen Person zu haben, da wir mit dieser Energie, die uns da zur Verfügung steht und die ja etwas bewirken will, auch durchaus etwas Sinnvolleres anfangen können. Also: Auch wenn ich Masturbation absolut in Ordnung finde, bitte übertreiben Sie es damit nicht!

Ich möchte gerne auch noch ein paar Worte zum Thema Verhütung schreiben. Sex ist eine energetisch sehr intensive Angelegenheit, und es kann schnell passieren, dass man dabei in einen Bewusstseinszustand kommt, in dem einem Verhütung auf einmal völlig egal ist. *„Wird schon gut gehen!"* oder *„Das eine Mal – was soll da schon passieren?"* oder *„Ich pass schon auf!"*, hat sich schon so mancher gedacht, der dann neun Monate später ungewollt Vater wurde, und auch eine Abtreibung ist eine sehr unangenehme Angelegenheit, die eine Frau in der Regel niemals wieder vergisst. Ich möchte Sie an dieser Stelle von ganzem Herzen bitten, in solchen

Momenten ganz bewusst die richtige Entscheidung zu treffen, nichts zu riskieren, und ganz bewusst das Richtige zu tun!

Wenn Sie jemand sind, der regelmäßig Sex hat oder bei dem sich das überall und jederzeit ergeben könnte, dann haben Sie um Gottes Willen auch jederzeit ein paar Kondome am Start, falls Sie nicht zu den Menschen gehören, die gerade ganz bewusst ein Kind zeugen wollen. Und dabei ist es egal, ob Sie ein Mann oder eine Frau sind. Gerade wenn Sie eine Frau sind, sollten Sie immer welche dabei haben, denn im Endeffekt sind Sie es, die im Zweifelsfall mit den Konsequenzen konfrontiert ist.

Es ist wunderschön, Kinder zu haben, und es gibt auch viele Frauen, die eine Schwangerschaft sehr genießen, aber die Entscheidung, ein Kind in die Welt zu setzen und die Elternschaft zu umarmen, sollte eine Entscheidung sein, die ganz bewusst getroffen wird. Überlegen Sie sich gut, bevor Sie mit jemandem Sex haben, ob Sie mit diesem Menschen ein Kind haben wollen, falls es zu einer Schwangerschaft kommen sollte. Und wenn Sie das nicht möchten, dann sorgen Sie um Gottes Willen für Verhütung, riskieren Sie nichts und passen Sie gut auf. Sie wollen sich ja nicht Ihre eigene Zukunft verbauen. Es kann ja schließlich gut sein, dass irgendwann der Moment kommt, an dem Sie dazu bereit sind und sich nichts sehnlicher wünschen als ein Kind!

ZUBETTGEHEN

Die meisten von uns tun es jeden Tag beziehungsweise jede Nacht, und doch wissen viele Menschen herzlich wenig darüber, wie wichtig Schlaf ist und dass wir viel dafür tun können, unseren Schlaf und damit unsere Lebensqualität zu verbessern. Auch ich bin kein Experte auf diesem Gebiet, möchte aber dennoch gerne das, was ich darüber gelernt habe, mit Ihnen teilen.

Viele Jahre meines Lebens bin ich irgendwann gegen Mitternacht - oft genug auch erst später - völlig erschöpft ins Bett gefallen und dann um sieben Uhr morgens mit dem schrillen Piepsen eines Weckers wieder aufgewacht, weil ich entweder zur Schule oder zur Arbeit gehen musste. Die Schlafenszeit kam mir immer vor wie verschwendete Zeit, die ich viel lieber irgendwie anders genutzt hätte als sie mit Herumliegen zu vergeuden. Erst viele Jahre später wurde mir bewusst, was alles geschieht, während wir schlafen, und wie außerordentlich wichtig diese Ruhephase für unser allgemeines Wohlbefinden ist. Es gibt viele kleine Details, die einen großen Einfluss auf unsere Schlafqualität haben.

Im Schlaf erholt sich der Körper von den Anstrengungen des Tages, und gleichzeitig verarbeiten wir durch unsere Träume, was wir erlebt haben. Damit dies reibungslos funktioniert, ist es hilfreich, einige Stunden vor dem Zubettgehen nichts mehr zu essen, damit der Körper nicht mit der Verdauung von Nahrung beschäftigt ist, sondern diese Energie stattdessen nutzen kann für Heilung und Erholung. Der ein oder andere wird jetzt einwenden: *„Ich träume nie."*, aber das stimmt so nicht. Wir alle träumen, nur erinnern wir uns beim Aufwachen oft nicht mehr an unsere Träume, und selbst diejenigen, die sich an ihre Träume erinnern, erinnern sich meistens nur an einzelne Szenen beziehungsweise Personen oder an den letzten Traum oder vielleicht auch noch an den vorletzten. Oft verblassen die Erinnerungen sehr schnell.

Mit unseren Träumen verarbeiten wir das, was wir im Verlauf des Tages erlebt haben. Gleichzeitig erhalten wir durch unsere Träume Hinweise und Eingebungen aus der geistigen Welt. Da unser rationaler Verstand (und der damit einhergehende Widerstand) in dieser Zeit größtenteils aussetzt, sind wir offen für Neues. Wenn Sie sich gerne an Ihre Träume erinnern möchten, empfehle ich Ihnen, Papier und Stift neben Ihrem Schlafplatz bereitzulegen und sofort nach dem Aufwachen alles aufzuschreiben, an was Sie sich erinnern, auch wenn einzelne Dinge in diesem Moment vielleicht überhaupt keinen Sinn ergeben. Anfangs sind es vielleicht nur einzelne Begriffe oder kurze Szenen, an die Sie sich noch erinnern, aber mit der Zeit werden die Erinnerungen jeden Morgen immer klarer und ausführlicher. Oft machen die Dinge, die uns im Traum geschehen, und auch Gegenstände, an die wir uns erinnern, im Wachbewusstsein überhaupt keinen Sinn für uns, sodass wir oft nicht weiter darüber nachdenken und es als Unsinn abtun. Träume haben ihre ganz eigene Symbolik und sind manchmal schwer zu deuten. Ich benutze schon seit Jahrzehnten das Buch *„Lexikon der Traumsymbole"* von Hanns Kurth, das mir immer wieder aufschlussreiche Hilfestellung gibt.

Auch was wir als Letztes tun, bevor wir ins Bett gehen, hat einen großen Einfluss auf unsere Schlafqualität und unsere Träume. Wenn wir uns voller Sorgen in den Schlaf grübeln oder vor dem Zubettgehen noch ein heftiges Streitgespräch mit einem geliebten Menschen führen oder gewaltvolle Filme ansehen, dann hat all dies einen negativen Einfluss auf unser Schlafverhalten. Es macht also Sinn, Frust und Sorgen so gut es geht vor dem Schlafengehen loszuwerden. Anstatt sich ein Glas Wein einzuschenken oder einen dicken Joint zu rauchen (und damit der Gesundheit zu schaden), kann ein verständnisvolles und liebevolles Gespräch mit einem guten Freund hier echte Wunder wirken. Auch ein langer Abendspaziergang an der frischen Luft - möglichst in der Natur - oder eine Runde joggen kann in solchen Situationen sehr hilfreich sein. Manch einer meditiert lieber oder trommelt oder singt ein paar Lieder oder malt ein Bild. Es gibt unzählige Wege, die Seele vor dem Zubettgehen zur Ruhe zu bringen, sodass man in Frieden einschlafen kann.

Vor mehr als zehn Jahren fragte ich meine damalige L&B-Therapeutin, die sich natürlich sehr gut auskennt mit der Physiologie des menschlichen Körpers, was die gesündeste Schlafposition ist, und sie versicherte mir, dass es am besten ist, auf dem Rücken liegend und ohne Kopfkissen zu schlafen. Es hat eine Weile gedauert, bis ich mich daran gewöhnt hatte, doch inzwischen schlafe ich seit vielen Jahren in dieser Position, und erst wenn ich aufwache, drehe ich mich für eine kurze Zeit auf die linke und manchmal auch auf die rechte Seite.

Atmen sollte man beim Schlafen vorzugsweise durch die Nase. Auch dies kann man üben, indem man einfach vor dem Einschlafen darauf achtet, ausschließlich durch die Nase zu atmen. Mit der Zeit wird es zur Gewohnheit und geschieht automatisch. Wenn wir durch die Nase ein- und ausatmen, filtern die Härchen in unserer Nase die Atemluft, die in unseren Körper dringt. Menschen, die mit offenem Mund schlafen, schnarchen häufig und verschlucken sich manchmal. Wenn wir mit offenem Mund schlafen, trocknet außerdem der Mundraum aus, was wiederum unseren Zähnen schadet, da der Speichel wegtrocknet, anstatt unsere Zähne zu schützen. Hinzu kommt, dass der Mund auch die Haupteingangspforte für viele Bakterien und Krankheitserreger ist, die meistens durch den Mund ihren Weg in den Körper finden.

Während wir schlafen, produziert unser Körper verschiedene Hormone, die für unser Wohlergehen von äußerster Wichtigkeit sind. Eines dieser Hormone ist Melatonin, das unter anderem dafür sorgt, dass wir mit den Herausforderungen des Lebens gut umgehen können. Die ausreichende Produktion dieser Hormone ist allerdings nur dann gewährleistet, wenn der Körper ausreichend Schlaf bekommt. Was genau „ausreichend" ist, ist von Person zu Person verschieden. Die meisten Menschen brauchen in etwa acht Stunden Schlaf, um gut durch den Tag zu kommen. Ich selbst freue mich immer wieder, wenn es auch einmal zehn Stunden werden. Auch gibt es verschiedene Schlafphasen. Die für dauerhafte Erholung erforderliche Tiefschlafphase erreicht man erst, wenn man vier Stunden am Stück geschlafen hat, daher empfiehlt es sich, in der letzten Stunde vor dem Zubettgehen nicht mehr oder nur wenig zu trinken, damit man nicht zwischendurch aufstehen muss, um aufs Klo zu gehen. Die Stunden zwischen 22 Uhr und 2 Uhr morgens sollen besonders wichtig sein für den gesunden Schlaf, daher ist es am besten, wenn man spätestens um 22 Uhr schlafen geht. Ich persönlich versuche, das so oft wie möglich zu schaffen.

Es macht auch einen großen Unterschied, ob man in einem ordentlich aufgeräumten Zimmer schläft oder im totalen Chaos. Das Unterbewusstsein nimmt diese äußeren Umstände auf und reagiert entsprechend darauf. Daher sollte man sich auch angewöhnen, den Platz unter dem Bett freizuhalten und möglichst nicht als Lagerfläche zu benutzen. Auch ist es gut, in einem Bett zu schlafen, das aus Holz gefertigt wurde und möglichst wenig Metall enthält. Fernseher, Computer und auch Handys gehören generell nicht ins Schlafzimmer, da die Strahlung ebenfalls unseren Schlaf stört. Wichtig ist auch, für eine ausreichende Sauerstoffzufuhr zu sorgen, also dafür zu sorgen, dass das Schlafzimmer vor dem Zubettgehen gut durchgelüftet wird, oder nach Möglichkeit bei offenem Fenster zu schlafen.

Es gibt einzelne Hormone, die für unsere Gesundheit wichtig sind, die nur produziert werden, wenn wir bei absoluter Dunkelheit schlafen, also sind auch sogenannte Nachtleuchten möglichst zu vermeiden. Schichtarbeiter, die aus beruflichen Gründen gezwungen sind, tagsüber zu schlafen, sollten versuchen, das Schlafzimmer so gut es irgend geht abzudunkeln. Als Alternative kann man sich natürlich auch eine Schlafbrille besorgen. Auch Geräusche aus der Umgebung stören den Schlaf und werden mitunter in Träume eingebaut. Während wir viele dieser Geräusche nicht verhindern können, so können wir doch zumindest dafür sorgen, dass ein laut tickender Wecker und ähnliche Geräuschquellen nicht gleich neben dem Bett stehen. Ich hoffe, dass Ihnen diese Tipps und Anregungen in irgendeiner Weise weiterhelfen, und ich wünsche Ihnen für alle kommenden Nächte einen erholsamen Schlaf und wunderschöne Träume!

Dies war nun das letzte Kapitel des Buches, und ich möchte zum Abschluss noch einen kleinen Spruch mit Ihnen teilen, den ich vor kurzem gelesen habe:

„Beurteile einen Tag nicht nach den Früchten, die Du geerntet hast, sondern an den Samen, die Du gesät hast!"

(Robert Louis Stevenson)

JEDES ENDE IST EIN NEUER START!

Jedes Ende ist ein neuer Start! Ganz gleich, um welche Art von Ende es sich handelt, immer bringt das Ende des einen den Anfang von etwas anderem hervor, einen neuen Start!

Wir verlassen den einen Ort und kommen an einem anderen an!

Wir beenden die eine Lektion und beginnen eine neue!

In diesem Sinne möchte ich mich nun von Ihnen verabschieden und Ihnen einen erfolgreichen und angenehmen Start wünschen. Dieses Buch ist nun zu Ende - möge es den Start bilden für Ihre ganz persönliche Reise zu einem bewussteren Leben ganz nach Ihrem eigenen Geschmack!

Wenn Ihnen das Buch gefallen hat, freue ich mich sehr, wenn Sie es in Ihrem Freundes- und Bekanntenkreis weiterempfehlen und vielleicht sogar im Internet eine Rezension dazu schreiben.

Ich danke Ihnen von tiefstem Herzen für Ihre Aufmerksamkeit und das Interesse und bin erfüllt von Freude bei dem Gedanken, was dieses Buch im Bewusstsein eines jeden einzelnen Lesers bewirken kann und vertraue darauf, dass wir alle jeden Tag etwas bewusster leben als den Tag zuvor – als bewusste Schöpfer unseres Schicksals. Ich möchte dieses Buch beenden mit einem Gedicht, das ich vor vielen Jahren geschrieben habe und das hervorragend zum Thema dieses Buches passt:

Alles kommt zurück!

Ich liebe das Leben, wie es ist;
habe gelernt, wie man genießt,
denn ich habe all das selbst geschaffen
und die Wahl dafür längst getroffen.
Entschied ich, das zu ignorieren,
würde mir dasselbe stets passieren.

Alles, alles kommt zurück!
Manchmal fehlt mir noch der Blick
und die Erinnerung, was ich dachte
und dann sagte und dann machte!

Jeder Schritt in meinem Denken
wird meine Wege lenken.
Jedes Wort aus meinem Munde
kehrt zurück zur rechten Stunde.
Jede Tat wird meinem Leben
einen neuen Einfluss geben.

Früher „kämpfte" ich mit „Problemen";
diese Last konnte ich mir nehmen.
Jetzt sind das Aufgaben im Leben,
und ich will nach der Lösung streben.
Seit ich weiß, wie es funktioniert,
bestimme ich selbst, was mir passiert.

Steht oft ein Richtungswechsel an,
kommt man langsamer voran,
und doch ist jede Richtung richtig,
das Lernen und der Weg so wichtig.
Bei all dem, was wir erleben,
wird es immer was zu lernen geben.

Ich will immerzu genießen,
mit dem Fluss des Lebens fließen,
und mein Schicksal dankbar leben,
in Liebe nach mehr Weisheit streben!
Immerzu habe ich es im Sinn:
Das Leben liebt mich, wie ich bin!

Alles, alles kommt zurück!
Manchmal fehlt mir noch der Blick
und die Erinnerung, was ich dachte
und dann sagte und dann machte!

In diesem Sinne wünsche ich Ihnen von ganzem Herzen alles erdenklich Gute, Gesundheit, Kraft und Weisheit und ganz viel

Licht und Liebe!

Machen Sie's gut!

Anya Stössel

DANKE!

Als Erstes will ich mich bei meinem wundervollen Sohn Merlin bedanken, durch den ich in diesem Leben mehr gelernt habe als von allen anderen Menschen und Büchern zusammen. DANKE, dass Du diese Lebensreise auf Erden angetreten hast und ich Dich dabei begleiten darf! Ich liebe Dich über alles auf der Welt und bin unbeschreiblich stolz auf Dich!

Mein ganz besonderer Dank gebührt meinem lieben Freund Jan, der mir in den inzwischen mehr als 20 Jahren unserer Freundschaft unsagbar viel Wissen vermittelt hat und mir immer wieder mit Rat und Tat zur Seite steht. Herzlichen Dank!

Ganz besonderer Dank gebührt auch meinem guten Freund Wolfgang Sipinski, mit dem mich ebenfalls eine bereits mehr als 20 Jahre dauernde Freundschaft verbindet und dessen unerschütterlicher Glaube an dieses Buchprojekt mich dazu motiviert hat, mich endlich hinzusetzen und dieses Buch zu schreiben, und der den gesamten Entstehungsprozess des Buches miterlebt und von Anfang an mit aller Kraft unterstützt hat. Vielen lieben Dank!

Ganz besonders danke ich all meinen Lesern, die über die Jahre mein erstes Buch *„Sprachmagie - Die Macht der Worte“* gekauft haben und mich dadurch motiviert haben, ein weiteres Buch zu schreiben, und bei denen ich mich an dieser Stelle für all die guten Bewertungen und Rezensionen im Internet bedanken möchte und dafür, dass sie mein Buch immer wieder weiterempfehlen. Von ganzem Herzen: **DANKE!**

BÜCHERLISTE

Da Sie höchstwahrscheinlich jemand sind, der gerne liest und lernt, möchte ich Ihnen an dieser Stelle der Übersichtlichkeit halber noch einmal all jene Bücher, die ich in den einzelnen Kapiteln an verschiedenen Stellen erwähnt habe, in einer eigenen Liste präsentieren. All diese Bücher sind von unschätzbarem Wert und das in ihnen enthaltene Wissen hat in meinem Leben sehr viel Gutes bewirkt. Ich möchte an dieser Stelle all diesen Autoren von ganzem Herzen für ihre wundervolle Arbeit danken!

„*Willst Du gesund sein? Vergiss den Kochtopf!*" von Helmut Wandmaker

„*Die 80/10/10-High-Carb-Diät*" von Dr. Douglas N. Graham

„*...und ich war nie in der Schule*" von André Stern

„*Schulfrei – Lernen ohne Grenzen*" von Stefanie Mohsennia

„*Die Freilerner – Unser Leben ohne Schule*" von Dagmar Neubronner

„*Sprachmagie – Die Macht der Worte*" von Anya Stössel

„*Hände weg von diesem Buch!*" von Jan van Helsing

„*How to Heal & Prevent Dental Disasters*" von Frédéric Patenaude

„*Die Kinder des neuen Jahrtausends*" von Jan Udo Holey

„*Der Dritte Weltkrieg*" von Jan van Helsing

„*Permanent Record*" von Edward Snowden

„*Jetzt! Die Kraft der Gegenwart*" von Eckhart Tolle

„*Anleitung zum Dimensionswechsel*" von Günther Wiechmann

„*Wissen ist Macht*" von Dr. Dinero

„*Wasserkristalle*" von Masaru Emoto

„*Schmerzfrei und beweglich bis ins hohe Alter*" von Roland Liebscher-Bracht und Dr. med. Petra Bracht

„*Endlich Nichtraucher!*" von Allen Carr

„*Windelfrei? So geht's!*" von Lini Lindmayer

„*Die Prophezeiungen von Celestine*" von James Redfield

„*Lexikon der Traumsymbole*" von Hanns Kurth

Bitte schauen Sie sich im Internet folgenden Link über 5G an und machen Sie mit: *5gspaceappeal.org*

Sprachmagie
DIE MACHT DER WORTE

Jeder weiß, wie sehr Worte unser Leben beeinflussen, und schon oft hatte nur ein einziges Wort verheerende Folgen...

Jedes Wort, das wir aussprechen – alles, was wir sagen –, beeinflusst unser Leben auf die ein oder andere Art und Weise.

Das gilt nicht nur für besondere Situationen, sondern für jeden Aspekt unseres Lebens – insbesondere auch für den Umgang mit Kindern, Kollegen und Kunden. Durch die Sprache können wir uns selbst und andere beeinflussen – positiv oder negativ. Wir sind diesem Einfluss keinesfalls schutzlos ausgeliefert. Jeder Mensch bestimmt durch die Wahl seiner Worte selbst, was in seinem Leben geschieht. Bedauerlicherweise neigen wir dazu zu sagen, was wir *nicht* wollen, anstatt klar auszudrücken, was wir wollen. Aus Gewohnheit und meist unbewusst sagen wir Dinge, die unserem Leben oft mehr schaden als nützen.

Beim Lesen dieses Buches entwickeln Sie die Fähigkeit, sich selbst bewusst zuzuhören – und natürlich auch allen anderen – und deutlicher als je zuvor zu sehen, wie der Mensch sein Schicksal gestaltet.

Sprachmagie bedeutet: bewusst formulieren! Es ist die gezielte Anwendung von Worten im Wissen um deren Energie beziehungsweise Wirkung im energetischen Bereich zum bewussten Schaffen von Realität! Es ist sehr hilfreich, diese Energie und Macht bewusst und im Sinne unserer Vorstellungen – und zwar unserer angenehmen und wünschenswerten!!! – zu nutzen!

Wollen Sie diese Kraft – die *Macht der Worte* – bewusst anwenden und damit Ihr Leben und was Ihnen widerfährt mehr und mehr selbst bestimmen? Dann ist dieses Buch genau das richtige für Sie! Nach der Lektüre dieses Buches sehen Sie die Welt mit anderen Augen und hören sie mit anderen Ohren!

14,90 Euro
ISBN: 978-3-00-035616-2

HANDBUCH FÜR GÖTTER

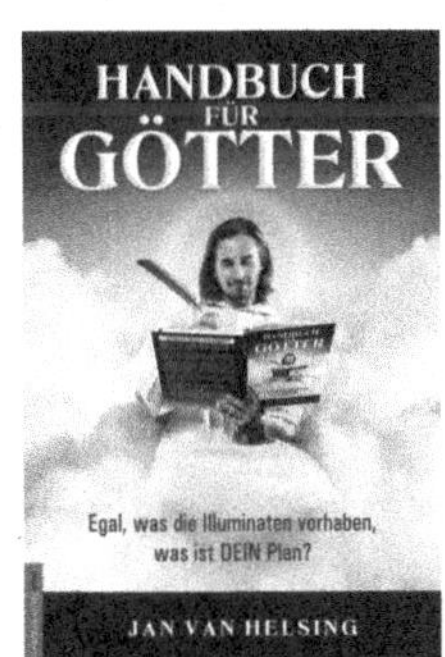

Jan van Helsing

Egal, was die Illuminaten vorhaben, was ist DEIN Plan?

In diesem Buch spricht Jan van Helsing, der bereits im August 2019 über den Corona-Plan informiert war, mit Johannes, einem Hellsichtigen, der sozusagen einen guten „Draht nach oben" hat. Beide gehen der Frage nach, wieso die Mächtigen dieser Welt – die Illuminaten –, die hinter all diesen Szenarien stecken, eine solche Angst haben, dass ihre Machenschaften auffliegen, dass sie deswegen Videos, Bücher sowie Menschen auf dem gesamten Globus zensieren. Wovor haben sie Angst? Die Illuminaten kennen ein Geheimnis, das sie ganz schnell ihrer eigenen Macht berauben würde – hätten die Menschen Kenntnis davon. Es ist etwas, das in jedem von uns verborgen ist, weshalb man uns durch eine gigantische Ablenkungsindustrie davon abhält, uns auf die Suche nach diesem Geheimnis zu machen. Das „Handbuch für Götter" zeigt Möglichkeiten auf, wie jeder Einzelne diese Kraft entdecken und im täglichen Leben zum Einsatz bringen kann.

ISBN 978-3-938656-64-8 • 21,00 Euro

DIE KINDER DES NEUEN JAHRTAUSENDS

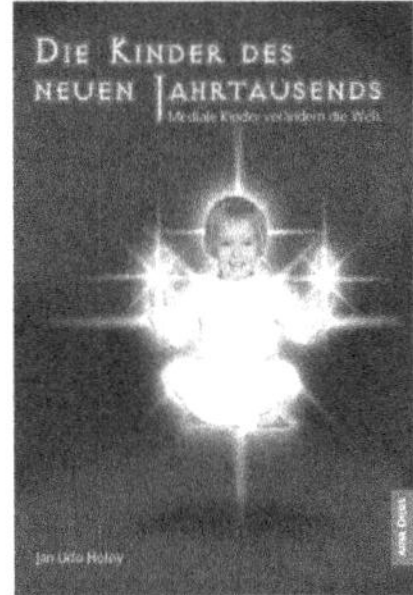

Jan van Helsing

Mediale Kinder verändern die Welt!

Der dreizehnjährige Lorenz sieht seinen verstorbenen Großvater, spricht mit ihm und gibt dessen Hinweise aus dem Jenseits an andere weiter. Kevin kommt ins Bett der Eltern gekrochen und erzählt, dass *„der große Engel wieder am Bett stand"*. Peter ist neun und kann nicht nur die Aura um Lebewesen sehen, sondern auch die Gedanken anderer Menschen lesen. Vladimir liest aus verschlossenen Büchern und sein Bruder Sergej verbiegt Löffel durch Gedankenkraft.

Das sind Ausnahmen, meinen Sie, ein Kind unter tausend, das solche Begabungen hat? Nein, keinesfalls! Wie der Autor in diesem, durch viele Fallbeispiele belebten Buch aufzeigt, schlummern in allen Kindern solche und viele andere Talente, die jedoch überwiegend durch falsche Religions- und Erziehungssysteme, aber auch durch Unachtsamkeit oder fehlende Kenntnis der Eltern übersehen werden. Und das spannendste an dieser Tatsache ist, dass nicht nur die Anzahl der medial geborenen Kinder enorm steigt, sondern sich auch ihre Fähigkeiten verstärken. Was hat es damit auf sich? Lauschen wir den spannenden und faszinierenden Berichten medialer Kinder aus aller Welt.

ISBN 978-3-9807106-4-0 • 23,30 Euro

NOTIZEN